揉肚子的学问

ROU   DUZI   DE   XUEWEN

（实操·女性调理版）
SHICAO　NVXING TIAOLIBAN

刘高峰　张向群　著

中国中医药出版社
·北京·

图书在版编目 CIP 数据

揉肚子的学问:实操·女性调理版 / 刘高峰,张向群著 . —北京:
中国中医药出版社,2018.8
ISBN 978-7-5132-4173-1

Ⅰ.①揉… Ⅱ.①刘… ②张… Ⅲ.①妇产科病 – 腹 – 按摩疗法(中医)
Ⅳ.① R244.15

中国版本图书馆 CIP 数据核字(2017)第 093158 号

中国中医药出版社出版
北京市朝阳区北三环东路 28 号易亨大厦 16 层
邮政编码 100013
传真 010-64405750
山东临沂新华印刷物流集团有限责任公司印刷
各地新华书店经销

开本 710×1000 1/16 印张 16 字数 221 千字
2018 年 8 月第 1 版 2018 年 8 月第 1 次印刷
书号 ISBN 978-7-5132-4173-1

定价 48.00 元
网址 www.cptcm.com

社 长 热 线 010-64405720
购 书 热 线 010-89535836
维 权 打 假 010-64405753

微信服务号 zgzyycbs
微商城网址 https://kdt.im/LIdUGr
官 方 微 博 http://e.weibo.com/cptcm
天猫旗舰店网址 https://zgzyycbs.tmall.com

如有印装质量问题请与本社出版部联系(010-64405510)

内容提要

　　本书主要介绍女性按摩调理的相关知识，分为基础篇、技法篇、调理篇三部分，分别讲述了女性腹部按摩的作用原理，对女性腹部按摩操作手法进行了指导，介绍了女性常见病症的实用调养法，并以图片形式展示给读者，使其能够根据内容，看图操作。本书内容简单易学，图文并茂，适合中医爱好者及关注女性腹部按摩的读者阅读参考。

做自己和家人的（脾胃）健康调理师
——人人可学可做的腹部按摩法

2016年出版的《揉肚子的学问》一经面世，就得到了大量的读者好评。这主要得益于书中介绍的方法简便易学，操作方便实用。但由于其中部分内容是针对医生群体，医学术语较多，一些读者不易明白，因此，应中国中医药出版社要求，此次针对女性群体编著一种图文并茂、易于理解、通俗易懂的实操版按摩图书。

现代社会中，尤其是女性朋友，由于工作、家庭生活压力大，容易忧虑、焦躁紧张，作息、饮食不规律，活动量又少，代谢不够充分，身心经常处于亚健康状态。而人体的身心疾病，互为影响。怎样才能通过调理身体，进而保持身心健康呢？

首先是生活方式的调整——有规律的起居、健康的饮食、适度的运动、平和的心态，这些内容在很多书中都有介绍。

其次是自我保健。如何在不需要别人帮忙的情况下，依靠自己进行自我保健呢？通过不断探讨和系统学习，我们发现腹部自我按摩对处于亚健康状态的人群来说是较理想的保健途径和方法。

那么，腹部自我按摩对于亚健康状态的治疗和保健的理论基础是什么呢？通过学习和思考，我认为有以下几点：

一、强健脾胃，益气养血

身体为什么有病，为什么血糖高、血脂高、血压高？这些病的形成是因为我们身体的气血发生了变化。气为阳，代表热量、动力，气虚气滞，则影响血的运行，就会形成血瘀血滞。脾胃功能不好，运化精微、运化水湿的功能不健全，形成血的物质基础就会受到影响，血的物质构成就会不够纯净。日积月累，气血的不良改变，就是亚健康的形成过程，到了一定的程度，就会形成疾病。而要生成健康的气血，脾胃功能就要正常。按摩腹部有助于脾胃功能的强健，可使脾对精微物质的吸收更纯粹、对水湿痰饮的排泄更彻底。

二、调畅气机

腹部按摩可起到升清降浊、通调三焦气机之功，可使心中之阳下降至肾，温煦肾阳；肾中之阴上升至心，滋养心阴。心火下降，肾水上升，相互交通，水火相济。按现代医学来说，通过腹部按摩，同时配合呼吸，通过膈肌升降引起胸腔容积的变化而达治疗疾病的作用。

三、按摩脏腑

我们的脏腑每天都有可能会被情绪、六淫、饮食内伤等各种因素影响而造成阴阳失调。按现代医学来讲，脏腑会出现炎性反应、痉挛、滞胀等不同病理状态。如果用正确的手法按摩，就可以起到双向调节的作用，在一定程度上，使存在炎性的器官能够加快自我修复，趋于健康，使痉挛的状态得到进一步缓解、迟滞的状态恢复蠕动。

腹部自我按摩是一种方便、简单、易学、有效的自我保健方法，具有以下 5 个优点：

1. 选穴简单，操作方便。

2. 手法不需专业，只需放松状态操作即可。

3. 既是保健治疗，又是对身体状态进行诊断了解的过程。

4. 不占用过多的时间，只要有十分钟就行。

5. 经常做不仅可以调理身体，还可以使腹部保持平坦健美。

自我按摩用力程度及手法要温和轻柔，同时一定要配合呼吸。明代张景岳在《类经》上说："今见按摩之流，不知利害，专用刚强手法，极力困人，开人关节，走人元气，莫此为甚。病者亦以谓法所当然，即有不堪，勉强忍受。多见强者致弱，弱者不起，非惟不能去病，而适以增害，用若辈者，不可不为知慎。"

当然我们平时保健不可刻舟求剑，过于死板，在做完腹部自我按摩外，还要对四肢的五输穴，尤其是腿上的反应点加以点揉疏通，使腹部的邪气通过四肢经络排散出去，给邪以出路。

最后，我想说，健康掌握在我们自己手里，要想健康就要做到以下两点：

第一，要坚持，世间没有一招制胜的事，我们只有不断坚持，方可维持身体健康。

第二，调整心态，加强修养，完善心性，方可健康幸福。

我们常常会出现这种情况，按摩调理后感觉挺好，过两天又没感觉了。我们之所以常常回逆到不健康的状态，就是没有摆脱掉外在环境的影响。自我保健就是与各种内外因素对我们身心健康的不良影响进行斗争的过程。

由于生活阅历等局限，每个人的观点和认识都有可能是管中窥豹。书中不足之处，希望各位读者指出，希望有辩论、有回馈，以利于我们共同进步！

刘高峰

2018 年 4 月于北京

目录

基础篇

女性腹部按摩的作用与原理

腹部按摩调理女性身体的机制

一、腹部与脏腑的关系

腹部与五脏六腑有着十分密切的联系。脏腑，是内脏的总称。包括五脏、六腑和奇恒之腑3类。心、肝、脾、肺、肾合称"五脏"；胆、胃、大肠、小肠、膀胱、三焦合称"六腑"。五脏的功能是生化和储藏精、气、血、津液、神。六腑的功能是受纳和腐熟水谷，传化和排泄糟粕。脏腑中的绝大部分器官组织均位于腹腔之内，一些不在腹腔内的器官也与腹腔内的器官有着密切的联系。如心位于胸中，得养于脾胃，通过经络向下络于小肠，与小肠构成表里相合；肺的经脉起于中焦，向下络于大肠，与大肠构成表里相合，因此五脏六腑与腹部有着密切的关系。此外，每一个脏腑都有一个募穴，募穴是脏腑之气结聚的地方。脏腑的募穴大多集中在腹部，故又称"腹募"。由于募穴与脏腑的部位更接近，所以脏腑有邪多反映于募穴，募穴为审查证候及诊断、治疗疾病的重要部位。

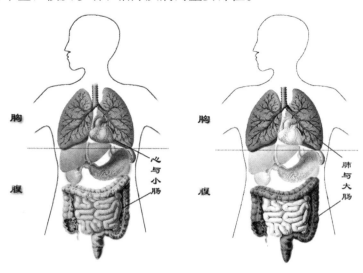

二、腹部与经络的关系

十二经脉和奇经八脉的循行、分布均与腹部有着密切的联系。其中十二经脉中的足少阴肾经、足阳明胃经、足太阴脾经、足厥阴肝经贯穿于胸腹部，奇经八脉中的冲脉、任脉亦同起于少腹胞中，上下贯穿于胸腹部，带脉缠腹束腰，横行于腹部。十二经别则进入体腔，循行于胸腹，经过相为表里的脏腑，更加强了相为表里两经脉的内在联系，亦加强了脏腑的表里联系，同时也加强了高居于胸腔内的心、肺与腹腔脏器的联系。

三、诸般病邪居腹内

人体各脏腑组织，以及人体与外界环境之间，既对立又统一，它们不断地产生矛盾而又在解决矛盾的过程中维持相对的动态平衡，从而保持人体正常的生理活动。当这种平衡遭到破坏后，人体就会产生疾病。任何疾病的产生，无论是外感还是内伤，形成的各种有形或无形之邪停留于腹部脏器之中，都会造成人体气机的紊乱，影响气的升降出入，进而导致脏腑生理功能失调，气、血、津、液的运行和代谢也随之失常。由于脏腑阴阳和气血津液的失调，在腹部就会形成气滞、血瘀、水湿、痰饮、宿食等病理产物。这些病理产物和代谢产物存在于腹腔内又进一步影响气血的运行，影响脏腑的生理功能，遏制了正气，助长了邪气，并成为病邪在体内所依附的载体，又成为形成疾病的因素，从而导致多种病症产生。因此，通过按摩腹部，可以直接或间接施治于人体的脏腑组织和病灶，从而清除滞留在人体脏腑等组织器官内有形和无形的病邪，可以调畅气机，平衡阴阳，改善和提高脏腑的生理功能，起到治疗疾病的作用。

另外，由于脏腑和经络均与腹部关系密切，所以腹部按摩可直接影响五脏六腑、十二经脉的气血变化，疏通经络、行气活血、扶正祛邪、调节脏腑、平衡阴阳，达到治疗脏腑、经脉及其相连属器官组织疾病的目的。

现代研究证实，按摩不仅仅是简单的机械刺激，而是通过神经体液、内分泌递质、免疫功能反射性提高等途径治疗疾病。所以，腹部按摩不仅对局部有治疗作用，对全身各个组织器官都有治疗作用，属于整体治疗方法。

临床实践也证实，以按摩腹部为主对许多顽疾有着良好的治疗作用或辅助治疗作用。

四、腹部与女性的关系

女性亚健康疾患往往因为脏腑功能失常、气血失调，间接或直接影响到冲任、胞宫、胞脉、胞络而出现病变。

1.脏腑功能失常。女性疾患往往因肝、脾、肾功能失调而引起各种疾患，而足厥阴肝经、足少阴肾经、足太阴脾经均循行于腹部，所以着眼于腹部各经络循行进行自我按摩调理，就可以起到调整相应脏腑功能的作用。

2.气血失调是导致女性疾病的重要机理之一，因为月经、妊娠、分娩、哺乳皆以血为用，易耗损阴血，故机体相对血分不足，由于血气互为资生，互为依存，则往往形成气血同病的性质。脾为中土，主运化水谷精微，为气血生化之源；脾主中气，有统血摄血之功。腹部的神阙为地之坤、脾土之源，对脐及脐周进行自我按摩可起到健脾益气养血的功效。

3.冲任带三脉损伤是女性疾患重要的发病机理，不论是外感六淫还是内伤七情、体质因素，或脏腑功能失调，抑或气血失调，往往直接或间接损伤冲任，使胞宫、胞络发生病理变化。冲任督三脉同起于胞中，一源三歧，冲任二脉皆约束于带脉，借十二经脉与脏腑相通，冲脉为血海，任脉主胞胎，带脉主约束，各司其职。而冲、任、带脉皆循行于腹部，腹部的自我调理按摩，都可以治疗因冲、任、带脉失调引起的相关疾病。

4.女子的胞宫属奇恒之腑，居于人体盆腔之中，即腹部下焦之中，体表投影位于腹部关元、中极穴附近，而女性胞宫被覆于筋膜之中，并通过筋膜韧带固定于盆腔之中，同时与后面的直肠、前面的膀胱耻骨及左右盆腔筋膜相连，交互影响。由于分娩、生活习惯、走路的不良姿态、外伤等导致子宫、输卵管等正常活动范围受限，从而影响女性正常的生理功能，而腹部的自我按摩，譬如点按曲骨、归来、水道、带脉等穴位，就可以双向调节其功能活动，有利于女性疾患的治疗保健。

综合上述，腹部的自我按摩对于女性亚健康的保健治疗至关重要，是很重要的一种自我保健方法。

中医说腹部按摩

一、腹部按摩可以健脾和胃

脾胃是人的后天之本，人一生下来，先天的体质已定，好与不好，完全在于后天脾胃来作为完善改进的根本。饮食如常、消化食物、吸收营养，精微上行、转输全身，糟粕下降、排出体外，主要依靠脾胃功能的正常运转。脾胃位于中焦，脾主运化水谷精微、运化湿浊。脾用现代医学来看，可能代表着消化系统功能的一种总称。胃是受纳之官，主腐熟受纳食物，中医治病特别注重胃气的保护，胃气生则活，有胃气就意味着疾病的好转。所以，健脾和胃是治疗、防护、培育元气和免疫力的关键。对腹部的局部揉按，能对脾胃功能起到很好的调整作用，可以有效地促进胃肠蠕动，使腹内脏器相互摩运加强，增强人体消化、吸收、排泄功能，提高人体的新陈代谢水平，使气血生化有源，气机升降有度，精微输布旺盛，组织器官得于濡养，生理功能保持正常，机体的抗病能力和生命活力得到提高。

二、腹部按摩可以益气养血

脾胃居于中焦腹部，脾胃是气血生化的发源地，是人体的后天之本。饮入于胃，游溢精气，上输于脾，脾气散精，上归于肺，肺朝百脉，通调水道，下输膀胱，水精四布，五经并行。人以胃气为本，所谓清气、荣气、运气、卫气，皆胃气之别称。脾气散精，上输心脉，乃为阴血。脾胃功能正常，运化及输布水谷精微就能得到保证，而我们的水谷精微上注心肺，乃化生气血，以奉生身。我们的脾胃功能正常，气血生化之源就得到了保证，所以按摩我们的腹部就可以益气养血。同时，在揉按的过程中，腹内脏腑、气血、经络也随之而动，不仅能对局部起到治疗作用，也能有效地促进和改善全身的血液循环，对全身各个组织和器官都能起到调整作用，使人体整个脏腑功能旺盛，"通经和络，调节脏腑，宣通气血，平其阴阳"而防治疾病。

三、腹部按摩可以调畅气机

脾胃的主要功能是脾升胃降，脾主升清，胃主降浊，如此才能使营卫调和，五脏安和。通过腹部按摩，可以调整脾胃的枢机功能，而使气的升降运动功能趋于正常。同时，由于胸腹腔脏器实物相连，以及经络中肺与大肠、心与小肠、肝与胆为络属关系，而这些关系可以通过腹部经络的连通，促使各脏腑的气机通畅。如肺与大肠，肺气的宣散肃降功能正常，可使大肠的运化排泄功能正常；肝气主升，胆火主降，心火下降，肾水上济，这些气机的正常运转，完全可以通过腹部的按摩来加以调整改善。

另外，从三焦理论来看，三焦的中、下焦位于腹部，上焦亦可通过隔膜与中、下焦相连。三焦主气化及通调水道，是人体运输精华物质和水液的通道，可以通过腹部的穴位按摩，促进三焦的气化及水液代谢功能的正常，促使五脏的精气得到补充，体内的污水垃圾得到正常排泄。

四、腹部按摩可以通经活络

十二经脉和奇经八脉的循行、分布均与腹部有着密切的联系。其中十二经脉中的足少阴肾经、足阳明胃经、足太阴脾经、足厥阴肝经贯穿于胸腹部，奇经八脉中的冲脉、任脉亦同起于少腹胞中，上下贯穿于胸腹部，带脉缠腹束腰，横行于腹部。十二经别则进入体腔，循行于胸腹，经过相为表里的脏腑，更加强了相为表里两经脉的内在联系，亦加强了脏腑的表里联系，同时也加强了高居于胸腔内的心肺与腹腔脏器的联系。明代《按摩经》中载："指下气动即是病，随手重切向下攻，上中下脘俱按到，呼吸二七把手松，两腿宛如火来烤，热气走到两脚中，左右有动石关穴，此是积聚在内横，一样按法往下送，淤气下降病觉轻，肓俞穴动肾气走，抬手热气散如风，一样按摩三五次，腹中轻快病无踪，是寒是火随气降，七疝原来是肾经，盘脐有块聚是气，按住犹如石块形，重按轻揉在指下，朝夕按摩要费功，按来按去气血散，脏腑调和病不生，脐下二指名气海，按之有动气脉横，丹田不通生百病，体衰身懈气力空，小腹不宜按摩法，曲骨动脉名气冲，一连按动数十次，小腹淤气往下行。"

以上所提到的穴位上脘、中脘、下脘、神阙、气海、气冲、石关、肓俞穴分别隶属于任脉、冲脉、胃经、肾经。腹部按摩正是通过有效刺激各个经络及其上的穴位，充分发挥经络和穴位对脏腑的近治作用，达到调和脏腑、平衡阴阳、治病防病之功效。

现代医学说腹部按摩

一、自主神经的功能特点

由脑和脊髓发出的内脏神经，主要分布在内脏，控制与协调内脏、血管、腺体等功能。因不受人的意志支配，故称自主神经。人体在正常情况下，功能相反的交感和副交感神经处于相互平衡制约中。在这两个神经系统中，当一方起正作用时，另一方则起负作用，很好地平衡协调和控制身体的生理活动。

内脏器官多数都受交感、副交感双重神经支配（汗腺和大多数血管只有交感神经支配）。这两类神经对同一器官的作用通常具有拮抗性质。当交感神经使某器官活动加强时，副交感神经往往使之减弱。反之，副交感神经使之加强时，交感神经往往使之减弱。交感神经的活动较副交感神经活动广泛，交感神经为机体应激状态下兴奋的神经，而当机体处于平静环境下，副交感神经的兴奋占优势。因此，在整个机体活动过程中，副交感神经为机体活动的建设性神经，而交感神经为消耗性神经。

自主神经功能紊乱的发生，是由于来自社会、家庭的各种压力，情感压抑、突发事件的刺激、各种慢性病的困扰和对某些事情的恐惧等，引发大脑皮质下毛细血管痉挛，使大脑皮质缺血、缺氧（与此同时，其他部位的毛细血管也可以痉挛，导致缺血、缺氧），各种代谢产物淤滞，大脑皮质处于营养不良状态，脑内及全身各神经交接处的神经递质——

5-羟色胺 (5-HT) 分泌不足,致使支配各器官的交感神经与迷走神经不能很好地配合,因此出现了各种相关的躯体症状。

我们通过自我按摩可以促进副交感神经的兴奋,抑制交感神经的兴奋,从而实现自主神经的平衡,从中医角度讲就是阴阳平衡。

二、从解剖学角度来看

腹部按摩治病的道理关键在于"揉、按、推、拿"等手法直接在腹部上产生一系列由表及里的刺激作用,从而使腹内脏器发生一种相应而有益的变化。通过点按腹部,尤其是上腹部,促使膈肌升降产生变化,从而使肺活量增大,呼吸加深,继而对心肺功能产生一种良好的调节作用。随着心肺功能的改善,又可促进中枢神经系统功能的改善,进而促进胃肠功能的改善,最终可使整个人体达到健康状态。

三、脏腑有自身的律动

五脏六腑是否健康与我们器官本身的形变能力密不可分,我们的器官是有一个律动的功能,是在不断地运动中。另外,脏器之间通过浆膜的润滑也可使彼此之间有相互的运动。

内脏的病理现象起因于脏器受限,无法自在运动,而且会卡在周遭器官之间动弹不得,人体为了代偿这种状态,会引起各脏器功能的障碍,而代偿作用无力回天时,结构崩毁就是最后的结果。

健康的脏器皆有其独特的生理律动,很难被人感受到,就像物体中的原子的运动,所有的脏器都不应受限且应保有正常的运动功能,任何脏器受限,或因其他组织而引发粘连或律动受限,就会影响脏器功能,造成脏器发生自身炎性反应,进一步影响器官律动,终将造成器官功能失常,引起恶性循环。这些不良影响,重复千万次后,不仅会对脏器本身带来严重伤害,也会危及相连的脏器。

而我们适度的按摩就是给予受限器官适当的刺激,帮助其恢复正常的律动。按摩需要适合的力度,不可用蛮力,适度的用力就可促进内脏器官进入自身的律动状态,这是脏腑按摩的真谛。

技法篇

女性腹部按摩手法操作指导

常用的取穴法

一、骨度分寸定位取穴法

骨度分寸定位取穴法是指主要以骨节为标志，将两骨节之间的长度折量为一定的分寸，用以确定腧穴位置的方法。不论男女、老少、高矮、胖瘦，均可按一定的骨度分寸在其自身测量。常用的骨度分寸如下：

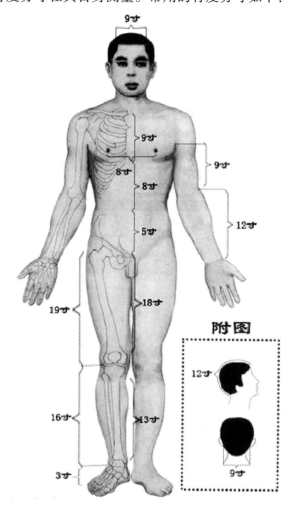

分部	部位起止点	常用骨度	度量法	说明
胸腹部	两乳头之间	8寸	横量	胸部与胁肋部取穴直寸，一般根据肋骨计算，每一肋两穴间作1寸6分
	胸剑联合至脐中	8寸	直量	
	脐中至耻骨联合上缘	5寸	直量	
	肘横纹至腕横纹	12寸	直量	
下肢部	耻骨上缘至股骨内上髁上缘	18寸	直量	用于足三阴经的骨度分寸
	胫骨内侧髁下缘至内踝尖	13寸	直量	
	股骨大转子至膝中	19寸	直量	用于足三阳经的骨度分寸；"膝中"前面相当犊鼻穴，后面相当委中穴；臀横纹至膝中，作14寸折量

二、手指同身寸定位取穴法

手指同身寸定位法是指依据本人手指为尺寸折量标准来取穴的定位方法，又称"指寸法"。常用的手指同身寸有以下3种：

1. 中指同身寸：以中指中节桡侧两端横纹头（拇、中指屈曲成环形时可见）之间的距离作为1寸。

2. 拇指同身寸：以受术者拇指的指间关节的宽度作为1寸。

3. 横指同身寸：令受术者将食、中、无名指和小指并拢，以中指中节横纹为标准，其四指的宽度作为3寸。四指相并名曰"一夫"，用横指同身寸量取腧穴，又称"一夫法"。

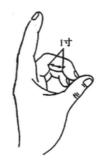
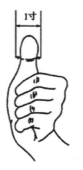
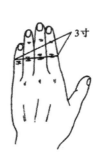

三、体表解剖标志定位取穴法

体表解剖标志定位法是指以人体解剖学的各种体表标志为依据来确定腧穴位置的方法，又称自然标志定位法。人体固定的标志有骨节、肌肉形成的突起或凹陷，以及五官轮廓、发际、指（趾）甲、乳头、脐部等，是在自然姿势下可见的标志，可以借助这些标志确定腧穴的位置。如以腓骨小头为标志，在其前下方凹陷中定阳陵泉；以足内踝尖为标志，在其上 3 寸，胫骨内侧缘后方定三阴交；以脐为标志即为神阙，其旁开 2 寸定天枢等。

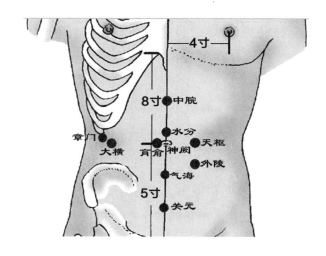

胸腹部经络走行

一、任脉

起于小腹内，下出会阴部，向前上行于阴毛部，在腹内沿前正中线上行，经关元穴等至咽喉部。

二、肾经

肾经的分支向上行于胸腹部第 1 侧线（腹部前正中线旁开 0.5 寸，胸部前正中线旁开 2 寸），左右各一。

三、胃经

胃经胸腹部外行部分循行于第 2 侧线（胸部前正中线旁开 4 寸，腹部前正中线旁开 2 寸），抵腹股沟处，左右各一。

四、脾经

脾经有一条分支分布于胸腹部第 3 条侧线（腹部前正中线旁开 4 寸，胸部前正中线旁开 6 寸），经锁骨下，止于腋下大包穴，左右各一。

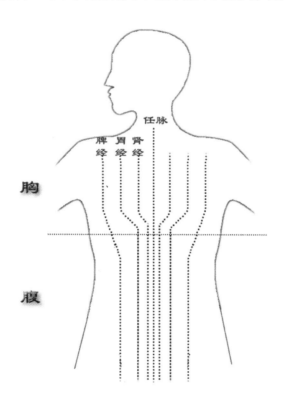

腹部按摩常规手法

一、直推三经五线各 9 次

位置：足阳明胃经，足太阴脾经，任脉三条经五条线。

手法操作：用全手掌或双手拇指从鸠尾或胸胁沿任脉、足阳明胃经、足太阴脾经单方向直线推动至阴毛际处。推动时手指在前，掌根在后，力度应轻而不浮、重而不滞。

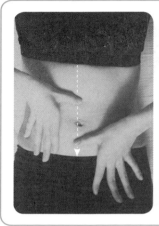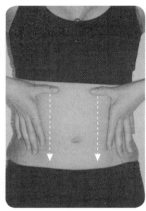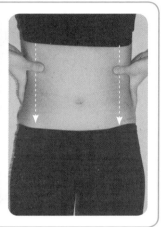

二、摩腹

1.以脐部为中心，用左手或右手的劳宫穴对准脐部，以单手或双手叠加逆时针按揉 36 次，再顺时针按揉 18 次。

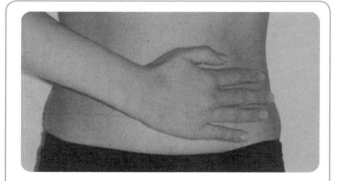

2.单手或双手叠加沿着升结肠、横结肠、降结肠、乙状结肠、耻骨联合、升结肠，做顺时针摩法 36 次，腹泻者则逆时针。

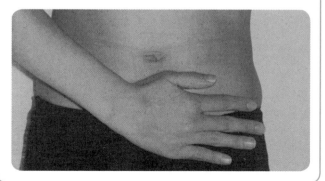

三、分推两胁

位置：胸部正中线剑突部沿肋弓至腹部两侧。

手法操作：用双手手掌自胸部正中线沿肋弓向两侧分推 9 次。

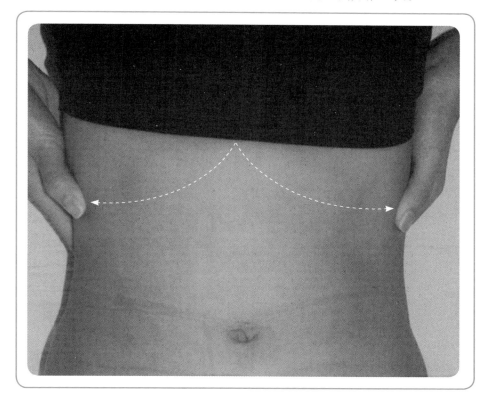

四、腹部穴位自我按摩

操作特点：取仰卧位，用力的程度是自己能够承受、肌肉不会紧张为度，同时手下可轻微做一下按揉的动作，如此操作 7 息而止。结束时可在穴位上做一些轻微的按揉动作，取放松之意。

手法操作过程中，可自觉腹部胀痛，腹鸣声声，腰背麻胀。手法停止后，痛胀消失，时有热气上冲的感觉。

腹部点穴时，不一定非在穴位处操作，可在穴位旁开 0.5 ～ 1 厘米找压痛点，有压痛点的地方均可运用以上手法操作。

01 水分

位置：脐上 1 寸。

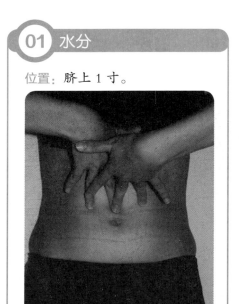

02 肓俞

位置：脐旁 0.5 寸。

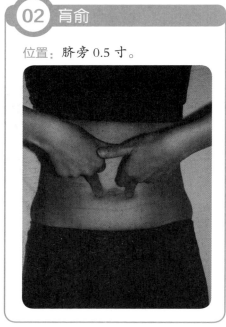

03 天枢

位置：脐中旁开 2 寸。

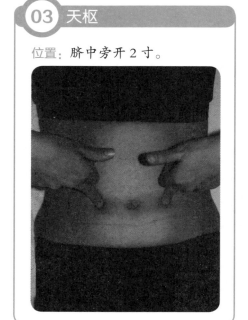

04 气海

位置：脐下 1.5 寸。

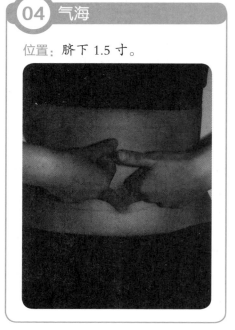

05 中脘

位置：脐上 4 寸。

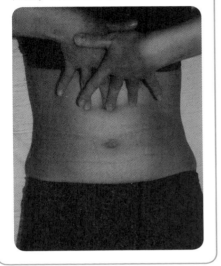

06 梁门

位置：脐上 4 寸，旁开 2 寸。

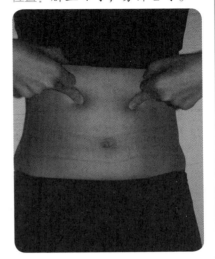

07 外陵

位置：脐下 1 寸，距正中线 2 寸。

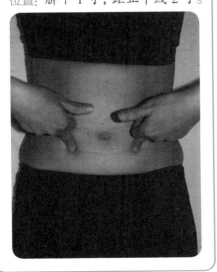

08 关元

位置：脐正中下 3 寸。

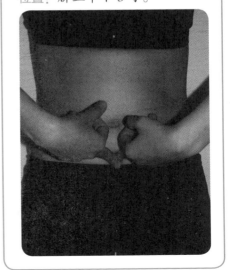

09 章门

位置：人体的侧腹部第 11 肋游离端的下方。

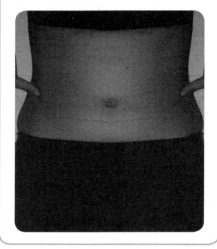

10 带脉

位置：第 11 肋游离端下方垂线与脐水平线的交点上。

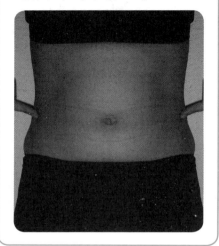

11 膻中

位置：前正中线上，平第 4 肋间，两乳头连线的中点。

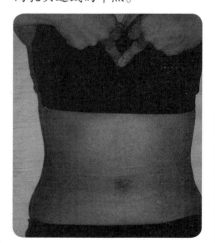

12 大横

位置：脐旁 4 寸。

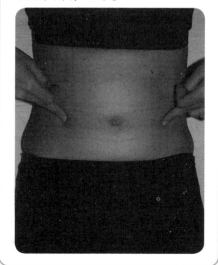

13 巨阙

位置：前正中线脐上 6 寸。

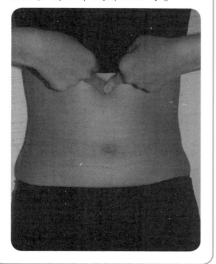

14 中府

位置：云门下 1 寸，平第 1 肋间隙，距正中线 6 寸。

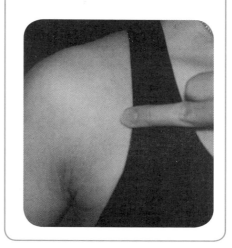

15 大包

位置：身体侧边，腋中线上，当第 6 肋间隙，脾之大络。

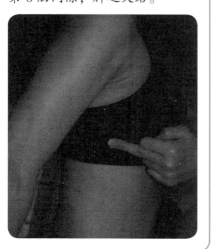

16 水道

位置：脐中下 3 寸，距前正中线 2 寸。

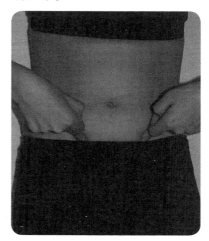

17 归来

位置：脐中下 4 寸，距前正中线 2 寸。

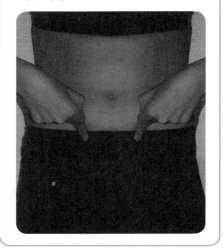

18 日月

位置：正中线旁开 4 寸，乳头正下方与第 7 肋间隙的交接点。

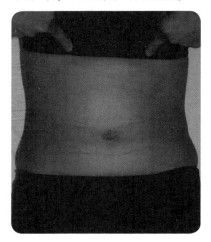

19 曲骨

位置：脐中下 5 寸，耻骨联合上缘毛际处。

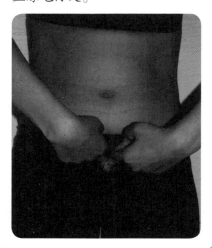

20 阴交

位置：脐下 1 寸。

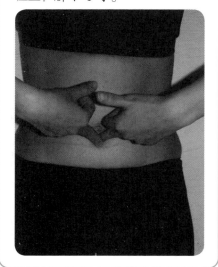

五、下肢配合穴位

腹部按揉之后还要点揉下肢穴，这是因为排出腹部积聚的邪气要有出路，按揉下肢的几个特定穴位就是要让邪气下行排出去。

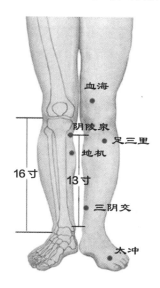

01　足三里

位置： 外侧胫骨平台缘下 3 寸，胫骨前嵴外一横指。
手法操作： 用拇指垂直点按在穴位上，沿胫骨方向上下揉拨穴位；肌肉丰厚者，用半握拳叩击穴位。

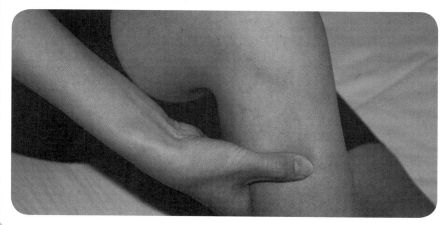

02 血海

位置：髌底内侧端上方 2 寸处。
手法操作：用拇指垂直点按在穴位上，横向拨揉穴位。

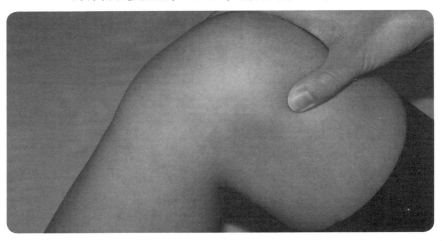

03 阴陵泉

位置：胫骨内侧髁下缘凹陷处。
手法操作：用拇指垂直点按在穴位上，沿胫骨方向上下拨揉穴位。

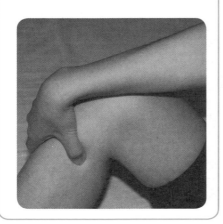

04 地机

位置：在内踝尖与阴陵泉穴的连线上，阴陵泉穴下 3 寸。
手法操作：用拇指垂直点按在穴位上，沿胫骨方向上下拨揉穴位。

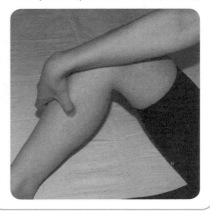

05 三阴交

位置：内踝直上 3 寸，胫骨后缘。
手法操作：用拇指垂直点按在穴位上，沿胫骨方向上下拨揉穴位。

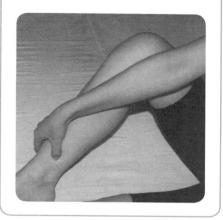

06 太冲

位置：足背，第 1、2 跖骨结合部之前凹陷处。
手法操作：用食指垂直点按穴位，以酸胀为度。

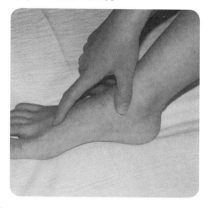

07 丰隆

位置：在小腿的外侧，外踝尖上 8 寸。
手法操作：用拇指垂直点按在穴位上，沿胫骨方向上下揉拨穴位；肌肉丰厚者，用半握拳叩击穴位。

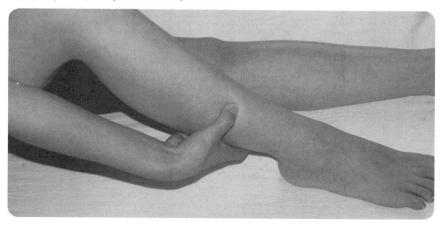

08 上巨虚

位置：外侧胫骨平台缘下 6 寸，胫骨前嵴外一横指，即足三里下 3 寸。

手法操作：用拇指垂直点按在穴位上，沿胫骨方向上下揉拨穴位；肌肉丰厚者，用半握拳叩击穴位。

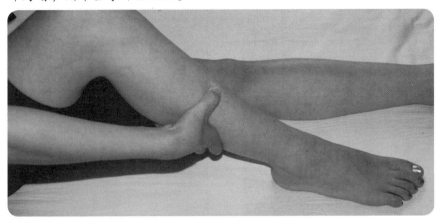

09 公孙

位置：足内侧缘，当第 1 跖骨基底前下缘，赤白肉际处。

手法操作：用拇指垂直点按穴位，以酸胀为度。

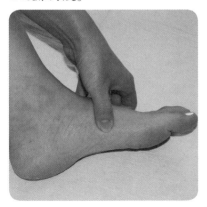

10 足临泣

位置：足背外侧，第 4 、5 跖骨底结合部的前方。

手法操作：用食指垂直点按穴位，以酸胀为度。

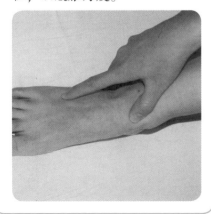

六、善后手法

　　腹部及下肢穴位做完以后，要对四肢腧穴做一个放松手法，使人体的气血能够达于末梢，同时促使邪气外出。

01 行下肢推按放松手法，最后揉擦涌泉穴数次。

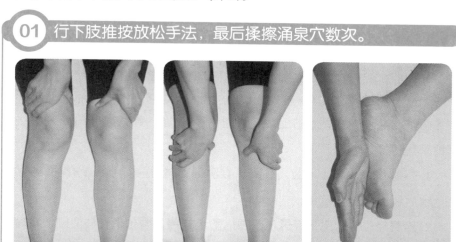

02 行上肢肌肉放松手法，最后揉擦劳宫穴数次。

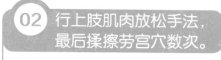

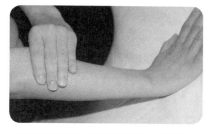

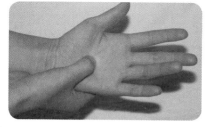

03 点掐或捻揉十指井穴，激发经气，促进末梢血液循环。

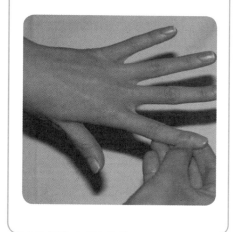

背部闺蜜助帮法

一、背部相关经络走行

腹为阴，背为阳，点按腹部穴位后如果有人帮忙，可以让人帮助按摩背部，背部划分为 5 道线，大椎穴至长强穴的连线为第 1 道线，膀胱经左右各两条线共计 4 条线，在这 5 条线上施拨、摩、啄、捏、拍 5 种手法，每种手法各操作 3 遍。

1. 督脉位置：起于小腹内，下出会阴部，向后、向上行于脊柱的内部，上达项后风府，进入脑内。

2. 膀胱经位置：主干经脉从头顶向下至枕部，循行于脊柱两侧，距离后正中线 1.5 寸。枕部分支向下循行于背腰部主干线外侧，距离后正中线 3 寸。

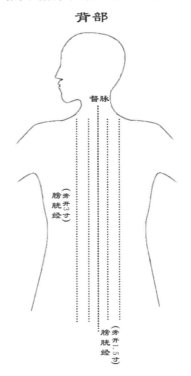

背部

二、背部手法

01 拨法

操作：除拇指外，双手其余四指指腹并排置于施治部位，务必使力量垂直于作用部位做往返拨动，由上向下拨弄 3 次。

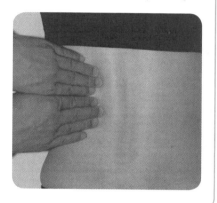

02 摩法

操作：用双手掌面附着于背部，由上往下横向移动 3 次。可以调整力度，作用于皮肤肌肉层。

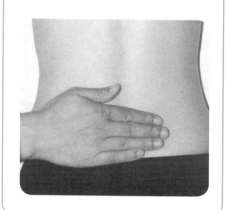

03 啄法

操作：双手或单手五指并拢成梅花针形，在背部 5 条线上由上向下轻快啄击各 3 次。

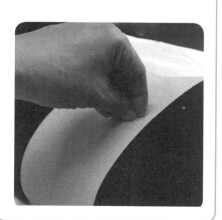

04 捏法

操作：用双手拇指与食、中、无名指张开呈鸭嘴状，用力捏合局部，并由下向上移动各 3 遍。

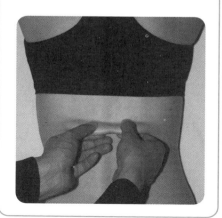

05 拍法

操作：五指自然伸开，用手掌有节奏地拍击局部，力度适当。

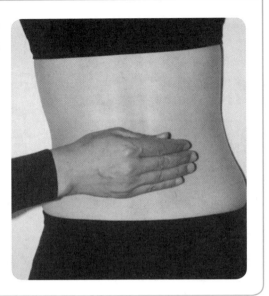

调理篇

女性常见病症的实用调养法

慢性疲劳综合征

慢性疲劳综合征指在排除其他疾病的情况下疲劳持续 6 个月或者以上，并且至少具备以下症状中的 4 项：短期记忆力减退或者注意力不能集中，咽痛，淋巴结痛，肌肉酸痛，不伴有红肿的关节疼痛，新发头痛，睡眠后精力不能恢复，体力或脑力劳动后连续 24 小时身体不适。这种疲劳经休息或加强营养后不能缓解，尚未发现特异的实验室检查的诊断指标。

一、病因病机

1. 肝郁脾虚　由于各种原因，造成情绪不稳，焦虑紧张，抑郁寡欢，或急躁易怒，情绪不宁，从而造成胸胁满闷，疲劳不适，注意力减退，睡眠障碍，纳食不香，大便溏泻。服用某些抗生素、消化不良，或者误食有毒食物也会出现相关症状。

2. 脾虚湿困　或饮食伤胃，或贪凉贪冷，或久卧嗜懒，或思虑过度，造成脾胃虚弱，神疲乏力，四肢困重，困倦疲乏，纳呆便溏等。

二、腹部按摩调理方法

（一）腹部操作

01 直推三经五线各 9 次

位置：足阳明胃经、足太阴脾经、任脉三条经五条线。
手法操作：用全手掌或双手拇指从鸠尾或胸胁沿任脉、足阳明胃经、足太阴脾经单方向直线推动至阴毛际处。推动时手指在前，掌根在后，力度应轻而不浮、重而不滞。

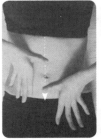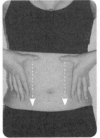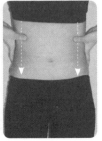

02 摩腹

（1）以脐部为中心，用左手或右手的劳宫穴对准脐部，或单手或双手叠加逆时针按揉 36 次，再顺时针按揉 18 次。

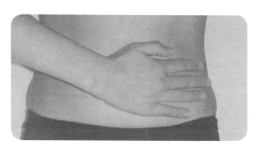

（2）单手或双手叠加沿着升结肠、横结肠、降结肠、乙状结肠、耻骨联合、升结肠，做顺时针摩法 36 次，腹泻者则逆时针。

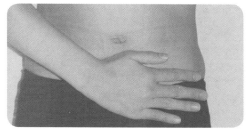

03 分推两胁各 9 次

位置：胸部正中线剑突部沿肋弓至腹部两侧。
手法操作：用双手手掌自胸部正中线沿肋弓向两侧分推 9 次。

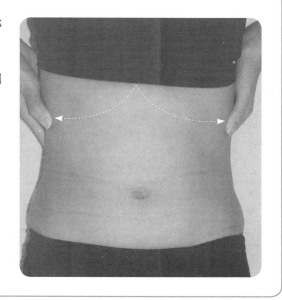

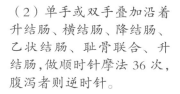

（二）腹部点穴

01 水分

位置：脐上 1 寸。

手法操作：双手中指指腹叠加点按穴位，调匀呼吸，呼气时用力向下按，吸气时持力不再用力。如此操作 7 息而止。

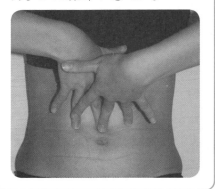

02 肓俞

位置：脐旁 0.5 寸。

手法操作：双手中指指腹分别点按左侧和右侧的肓俞穴，呼气时用力向下按，吸气时则持力不再用力。如此操作 7 息而止。

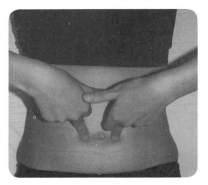

03 天枢

位置：脐中旁开 2 寸。

手法操作：双手中指指腹分别点按右侧和左侧天枢穴，呼气时用力向下按，吸气时则持力不再用力。如此操作 7 息而止。

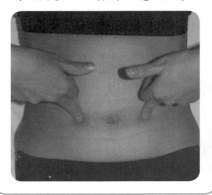

04 气海

位置：脐下 1.5 寸。

手法操作：双手中指指腹叠加点按气海穴，呼气时用力向下按，吸气时则持力不再用力。如此操作 7 息而止。

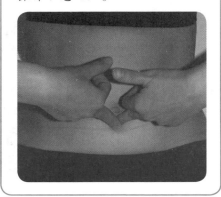

05 中脘

位置：脐上 4 寸。

手法操作：双手中指指腹叠加点按中脘穴，调匀呼吸，呼气时用力向下按，吸气时持力不再用力。如此操作 7 息而止。

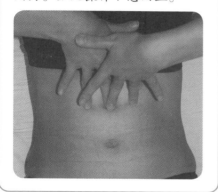

06 梁门

位置：脐上 4 寸，旁开 2 寸。

手法操作：双手中指指腹分别点按梁门穴，调匀呼吸，呼气时用力向下按，吸气时持力不再用力。如此操作 7 息而止。

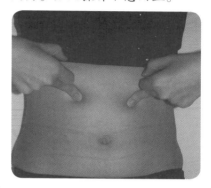

07 外陵

位置：脐下 1 寸，距正中线 2 寸。

手法操作：双手中指指腹分别点按右侧和左侧外陵穴，呼气时用力向下按，吸气时则持力不再用力。如此操作 7 息而止。

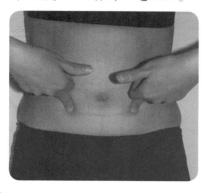

08 关元

位置：脐正中下 3 寸。

手法操作：双手中指指腹叠加点按关元穴，呼气时用力向下按，吸气时则持力不再用力。如此操作 7 息而止。

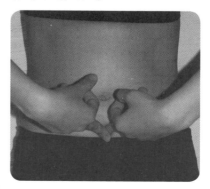

09 章门

位置：人体的侧腹部第 11 肋游离端的下方。

手法操作：双手中指指腹分别点按左侧和右侧的章门穴，呼气时用力向下按，吸气时则持力不再用力。如此操作 7 息而止。

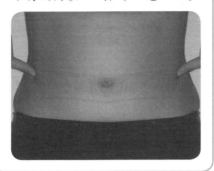

10 带脉

位置：第 11 肋游离端下方垂线与脐水平线的交点上。

手法操作：双手中指指腹分别点按右侧和左侧带脉穴，呼气时用力向下按，吸气时则持力不再用力。如此操作 7 息而止。

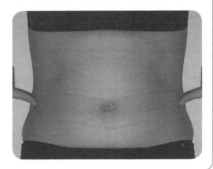

（三）下肢辅助手法

01 血海

位置：髌底内侧端上方 2 寸处。

手法操作：用拇指垂直点按在穴位上，横向拨揉穴位。

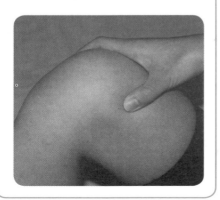

02 阴陵泉

位置：胫骨内侧髁后下方凹陷处。

手法操作：用拇指垂直点按在穴位上，沿胫骨方向上下拨揉穴位。

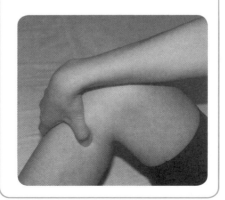

03 地机

位置：阴陵泉穴下 3 寸。

手法操作：用拇指垂直点按在穴位上，沿胫骨方向上下拨揉穴位。

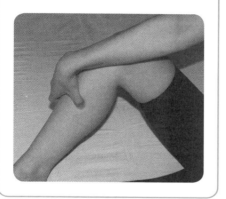

04 三阴交

位置：内踝尖上 3 寸，胫骨内侧面后缘。

手法操作：用拇指垂直点按在穴位上，沿胫骨方向上下拨揉穴位。

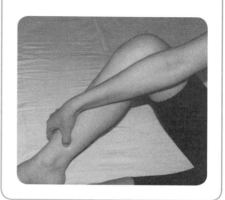

05 太冲

位置：足背第 1、2 跖骨结合部之前陷中，或指压有动脉搏动。

手法操作：用食指垂直点按穴位，以酸胀为度。

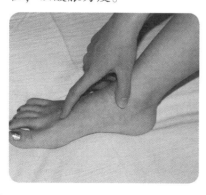

06 足三里

位置：外侧胫骨平台缘下 3 寸，胫骨前嵴外一横指。

手法操作：用拇指垂直点按在穴位上，沿胫骨方向上下揉拨穴位；肌肉丰厚者，用半握拳叩击穴位。

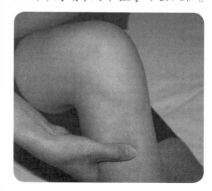

（四）善后手法

1. 行下肢推按放松手法，最后揉擦涌泉穴数次。

2. 行上肢肌肉放松手法，最后揉擦劳宫穴数次。

3. 点掐或捻揉十指井穴，激发经气，促进末梢血液循环。

（五）背部闺蜜助帮法

从大椎穴水平段至臀部沿膀胱及督脉做拨、摩、啄、捏、拍法各 3 遍，在肝俞、胆俞、脾俞、胃俞等穴位点可适当多做几遍，重点按擦八髎穴及腰骶部。

三、其他调理方法

1. 戒烟戒酒，适当户外活动，保持情绪稳定，少动怒、少激动，可试着听听轻音乐。

2. 可泡温泉浴 30 分钟或按摩 15 分钟，以消除躯体肌肉酸痛。

3. 饮食定时定量，全面均衡，多食碱性食物和富含维生素 C、B 族维生素的食物，如苹果、海带、新鲜蔬菜等，以中和体内酸性物质，达到消除疲劳的效果。推荐以下食疗方：

（1）大枣粟米茯神粥（补中益气，养血安神）

原料：大枣 5 枚，粟米 50 克，茯神 10 克。

方法：水煎煮茯神，滤取汁液，以茯神液与大枣、粟米同煮为粥，每日 2 次。

（2）龙眼冰糖饮（消除疲劳，强健身体）

原料：龙眼肉 30 克，冰糖 100 克，白酒 500 毫升。

方法：将龙眼肉浸泡在白酒中 1 ~ 3 个月，加入冰糖，每次饮 20 毫升，每日 2 次。

4. 养成良好的睡眠习惯，保证充足的睡眠时间。

免疫力下降

人们通常把人体识别外来侵袭和排除异物的抵抗力称为免疫力。免疫力下降即当人体受到外来侵害如细菌、病毒入侵时，抵抗能力下降的状态，常表现为如下几个方面：

1.常感到神疲乏力，容易疲劳，不能胜任工作，但各项检查结果均无异常。休息后稍缓解，但不能持久。

2.感冒不断，气候变化之时易感外邪，且病程较长。

3.伤口容易感染，愈合时间较正常时间延长，或身体不同部位易长细小的疖肿。

4.肠胃虚弱，易出现餐后胃肠功能紊乱。

5.易受传染病的攻击。

一、病因病机

1.脾阳不足　由于先天不足，或嗜食寒凉甜腻之品，或久思久郁，伤及脾阳，造成脾阳不足，出现易受风、易感冒，面色淡白，身体疲劳，大便溏泻，恶寒怕冷等。

2.气血亏虚　由于先天不足，或月经过量，或饮食有偏，容易出现气血不足，神疲乏力，或自汗、头晕目眩，或心悸失眠等。

二、腹部按摩调理方法

（一）腹部操作

01　直推三经五线各9次

位置：足阳明胃经、足太阴脾经、任脉三条经五条线。

手法操作：用全手掌或双手拇指从鸠尾或胸胁沿任脉、足阳明胃经、足太阴脾经单方向直线推动至阴毛际处。推动时手指在前，掌根在后，力度应轻而不浮、重而不滞。

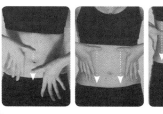

02 摩腹

（1）以脐部为中心，用左手或右手的劳宫穴对准脐部，或单手或双手叠加逆时针按揉 36 次，再顺时针按揉 18 次。

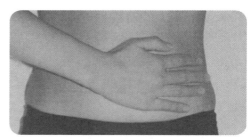

（2）单手或双手叠加沿着升结肠、横结肠、降结肠、乙状结肠、耻骨联合、升结肠，做顺时针摩法 36 次，腹泻者则逆时针。

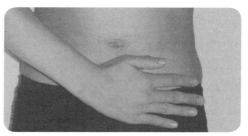

03 分推两胁各 9 次

位置：胸部正中线剑突部沿肋弓至腹部两侧。

手法操作：用双手手掌自胸部正中线沿肋弓向两侧分推 9 次。

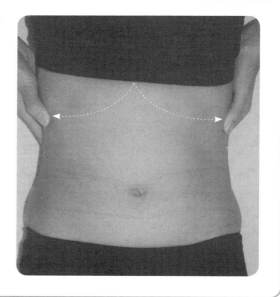

（二）腹部点穴

01 水分

位置：脐上 1 寸。

手法操作：双手中指指腹叠加点按穴位，调匀呼吸，呼气时用力向下按，吸气时持力不再用力。如此操作 7 息而止。

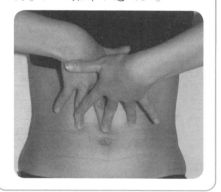

02 肓俞

位置：脐旁 0.5 寸。

手法操作：双手中指指腹分别点按左侧和右侧的肓俞穴，呼气时用力向下按，吸气时则持力不再用力。如此操作 7 息而止。

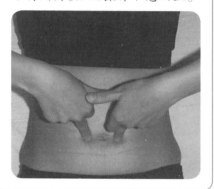

03 天枢

位置：脐中旁开 2 寸。

手法操作：双手中指指腹分别点按右侧和左侧天枢穴，呼气时用力向下按，吸气时则持力不再用力。如此操作 7 息而止。

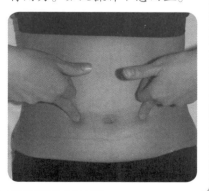

04 气海

位置：脐下 1.5 寸。

手法操作：双手中指指腹叠加点按气海穴，呼气时用力向下按，吸气时则持力不再用力。如此操作 7 息而止。

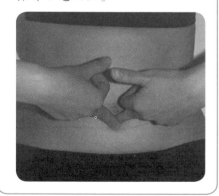

05 中脘

位置：脐上 4 寸。

手法操作：双手中指指腹叠加点按中脘穴，调匀呼吸，呼气时用力向下按，吸气时持力不再用力。如此操作 7 息而止。

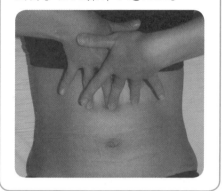

06 梁门

位置：脐上 4 寸，旁开 2 寸。

手法操作：双手中指指腹分别点按梁门穴，调匀呼吸，呼气时用力向下按，吸气时持力不再用力。如此操作 7 息而止。

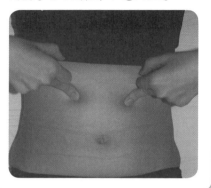

07 外陵

位置：脐下 1 寸，距正中线 2 寸。

手法操作：双手中指指腹分别点按右侧和左侧外陵穴，呼气时用力向下按，吸气时则持力不再用力。如此操作 7 息而止。

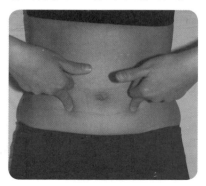

08 关元

位置：脐正中下 3 寸。

手法操作：双手中指指腹叠加点按关元穴，呼气时用力向下按，吸气时则持力不再用力。如此操作 7 息而止。

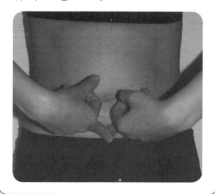

09 章门

位置：人体的侧腹部第 11 肋游离端的下方。

手法操作：双手中指指腹分别点按左侧和右侧的章门穴，呼气时用力向下按，吸气时则持力不再用力。如此操作 7 息而止。

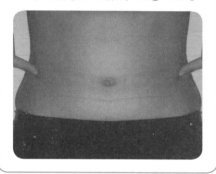

10 带脉

位置：第 11 肋游离端下方垂线与脐水平线的交点上。

手法操作：双手中指指腹分别点按右侧和左侧带脉穴，呼气时用力向下按，吸气时则持力不再用力。如此操作 7 息而止。

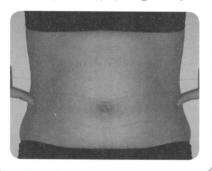

（三）下肢辅助手法

01 血海

位置：髌底内侧端上方 2 寸处。

手法操作：用拇指垂直点按在穴位上，横向拨揉穴位。

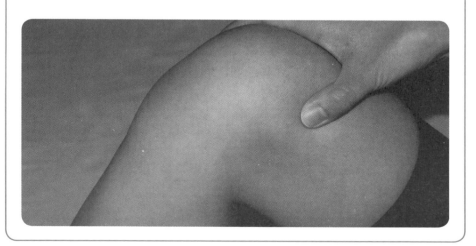

02 阴陵泉

位置：胫骨内侧髁后下方凹陷处。

手法操作：用拇指垂直点按在穴位上，沿胫骨方向上下拔揉穴位。

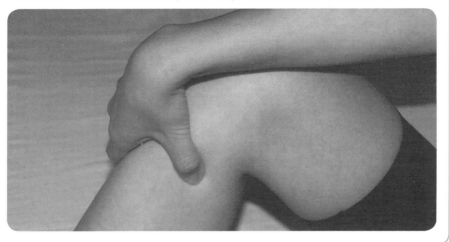

03 地机

位置：阴陵泉穴下3寸。

手法操作：用拇指垂直点按在穴位上，沿胫骨方向上下拔揉穴位。

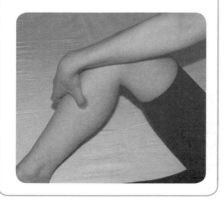

04 三阴交

位置：内踝尖上3寸，胫骨内侧面后缘。

手法操作：用拇指垂直点按在穴位上，沿胫骨方向上下拔揉穴位。

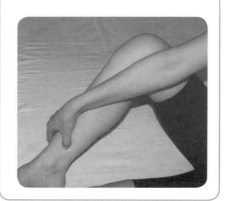

05 太冲

位置：足背第 1、2 跖骨结合部之前凹陷中，或指压有动脉搏动。
手法操作：用食指垂直点按穴位，以酸胀为度。

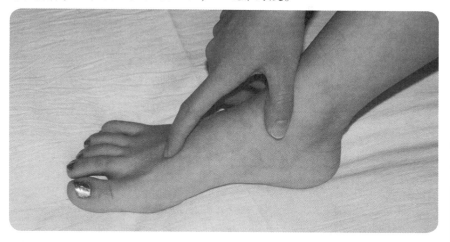

06 足三里

位置：外侧胫骨平台缘下 3 寸，胫骨前嵴外一横指。

手法操作：用拇指垂直点按在穴位上，沿胫骨方向上下揉拨穴位；肌肉丰厚者，用半握拳叩击穴位。

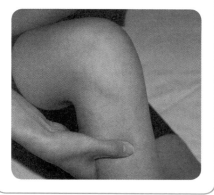

07 足临泣

位置：足背外侧，第 4、5 跖骨底结合部的前方。

手法操作：用食指垂直点按穴位，以酸胀为度。

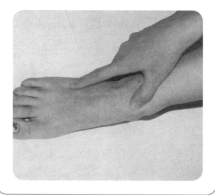

提醒：如若症状减缓不多，可重复以上操作 2 ~ 3 遍。

（四）善后手法

1. 行下肢推按放松手法，最后揉擦涌泉穴数次。

2. 行上肢肌肉放松手法，最后揉擦劳宫穴数次。

3. 点掐或捻揉十指井穴，激发经气，促进末梢血液循环。

（五）背部闺蜜助帮法

从大椎穴水平段至臀部沿膀胱经及督脉做拨、摩、啄、捏、拍法各 3 遍。在肝俞、胆俞、脾俞、胃俞等穴位点可适当多做几遍。重点按擦八髎穴及腰骶部。

三、其他调理方法

1. 乐观的心态、充分的休息和睡眠、恰当的运动、正确的营养，都有助于人体获得健康的免疫力。

2. 日常饮食调理是提高人体免疫力的理想方法。

（1）不妨饮一点红酒。大部分酒精饮料会对人体的免疫系统起到抑制作用，但红酒恰恰相反，它含有的一些抗氧化物质对增强免疫功能很有好处，而且还有利于保护心脏。

（2）吃一些动物肝。动物肝含有叶酸、硒、锌、镁、铁、铜，以及维生素 B_6、维生素 B_{12} 等，这些物质有助于增强免疫功能。

3. 食疗

（1）枸杞羊脑（补脑，调养身体）

原料：羊脑 1 具，枸杞子 30 克。

方法：将羊脑洗净与枸杞子盛在碗中，加适量葱末、姜末、料酒、食盐，上锅蒸制。

（2）鳗鱼山药粥（气血双补，强筋壮骨，消除疲劳）

原料：活鳗鱼 1 条，山药、粳米各 50 克，各种调料适量。

方法：将鳗鱼剖开，去内脏，切片，放入碗中，加入料酒、葱、姜、食盐调匀，与山药、粳米共同煮粥服用，每日 1 次。

失眠

失眠是指经常（持续 2 周以上）不能获得正常睡眠，如入睡或续睡困难、多梦、易惊醒或睡眠不实、早醒等，晨起后有明显不适感或不解乏，但排除各种疾病（如抑郁症、精神分裂症、心功能不全等）导致的睡眠减少。

一、病因病机

1. 不良生活习惯，如睡眠时间不固定，生活规律经常变更，白天工作过于静态等。

2. 遭遇重大事件，产生心理、精神压力。

3. 睡眠环境不良或突然改变。

4. 身体状况不良，如鼾症、肌肉痉挛、皮肤瘙痒、关节疼痛等。

5. 睡前使用了刺激性物质，如饮浓茶、咖啡，抽烟、饮酒等。

二、腹部按摩调理方法

（一）腹部操作

01 直推三经五线各 9 次

位置：足阳明胃经、足太阴脾经、任脉三条经五条线。

手法操作：用全手掌或双手拇指从鸠尾或胸胁沿任脉、足阳明胃经、

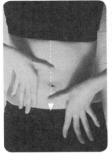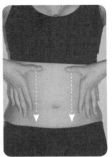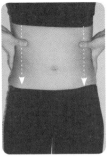

足太阴脾经单方向直线推动至阴毛际处。推动时手指在前，掌根在后，力度应轻而不浮、重而不滞。

02 摩腹

（1）以脐部为中心，用左手或右手的劳宫穴对准脐部，或单手或双手叠加逆时针按揉 36 次，再顺时针按揉 18 次。

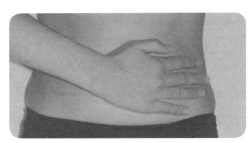

（2）单手或双手叠加沿着升结肠、横结肠、降结肠、乙状结肠、耻骨联合、升结肠，做顺时针摩法 36 次，腹泻者则逆时针。

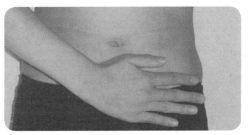

03 分推两胁各 9 次

位置：胸部正中线剑突部沿肋弓至腹部两侧。
手法操作：用双手手掌自胸部正中线沿肋弓向两侧分推 9 次。

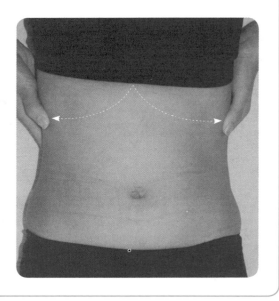

（二）腹部点穴

01 水分

位置：脐上 1 寸。

手法操作：双手中指指腹叠加点按穴位，调匀呼吸，呼气时用力向下按，吸气时持力不再用力。如此操作 7 息而止。

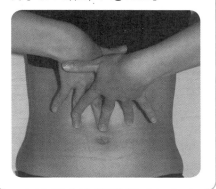

02 肓俞

位置：脐旁 0.5 寸。

手法操作：双手中指指腹分别点按左侧和右侧的肓俞穴，呼气时用力向下按，吸气时则持力不再用力。如此操作 7 息而止。

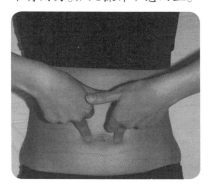

03 天枢

位置：脐中旁开 2 寸。

手法操作：双手中指指腹分别点按右侧和左侧天枢穴，呼气时用力向下按，吸气时则持力不再用力。如此操作 7 息而止。

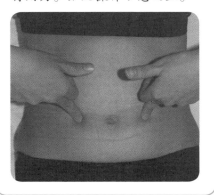

04 阴交

位置：脐下 1 寸。

手法操作：双手中指指腹叠加点按阴交穴，呼气时用力向下按，吸气时则持力不再用力。如此操作 7 息而止。

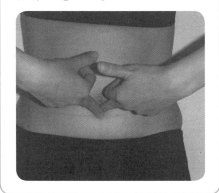

05 中脘

位置：脐上 4 寸。
手法操作：双手中指指腹叠加点按中脘穴，调匀呼吸，呼气时用力向下按，吸气时持力不再用力。如此操作 7 息而止。

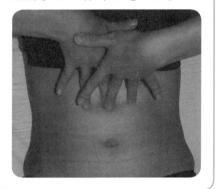

06 巨阙

位置：前正中线脐上 6 寸。
手法操作：双手中指指腹叠加点按巨阙穴，调匀呼吸，呼气时用力向下按，吸气时持力不再用力。如此操作 7 息而止。

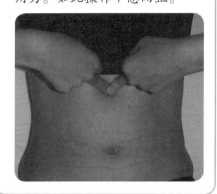

07 日月

位置：正中线旁开 4 寸，乳头正下方与第 7 肋间隙的交接点。
手法操作：双手中指指腹分别点揉左侧和右侧的日月穴。如此操作 7 息而止。

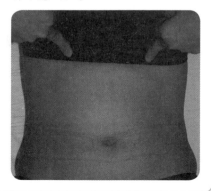

08 外陵

位置：脐下 1 寸，距正中线 2 寸。
手法操作：双手中指指腹分别点按右侧和左侧外陵穴，呼气时用力向下按，吸气时则持力不再用力。如此操作 7 息而止。

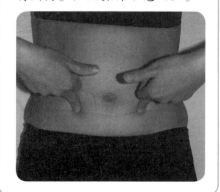

09 关元

位置：脐正中下 3 寸。

手法操作：双手中指指腹叠加点按关元穴，呼气时用力向下按，吸气时则持力不再用力。如此操作 7 息而止。

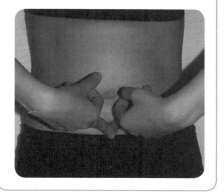

10 章门

位置：人体的侧腹部第 11 肋游离端的下方。

手法操作：双手中指指腹分别点按左侧和右侧的章门穴，呼气时用力向下按，吸气时则持力不再用力。如此操作 7 息而止。

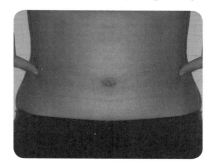

11 带脉

位置：第 11 肋游离端下方垂线与脐水平线的交点上。

手法操作：双手中指指腹分别点按右侧和左侧带脉穴，呼气时用力向下按，吸气时则持力不再用力。如此操作 7 息而止。

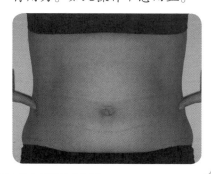

12 膻中

位置：前正中线上，平第 4 肋间，两乳头连线的中点。

手法操作：在膻中穴及旁边胸骨与肋软骨的交界处，用中指轻擦或轻刮。

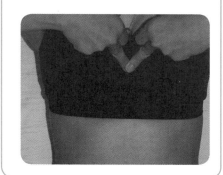

（三）下肢辅助手法

01 血海

位置：髌底内侧端上方2寸处。
手法操作：用拇指垂直点按在穴位上，横向拨揉穴位。

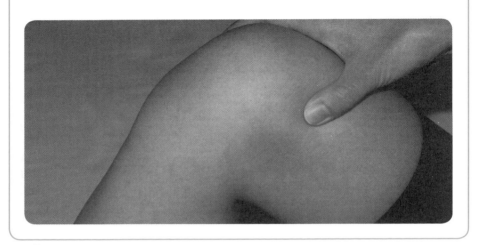

02 阴陵泉

位置：胫骨内侧髁后下方凹陷处。
手法操作：用拇指垂直点按在穴位上，沿胫骨方向上下拨揉穴位。

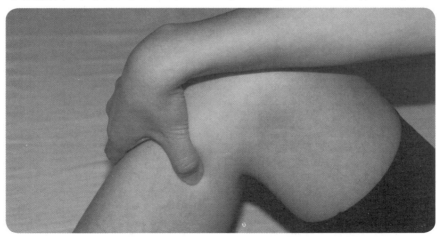

03 地机

位置：阴陵泉穴下 3 寸。
手法操作：用拇指垂直点按在穴位上，沿胫骨方向上下拨揉穴位。

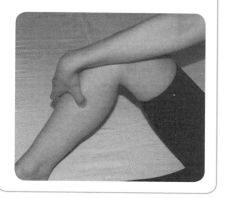

04 三阴交

位置：内踝尖上 3 寸，胫骨内侧面后缘。
手法操作：用拇指垂直点按在穴位上，沿胫骨方向上下拨揉穴位。

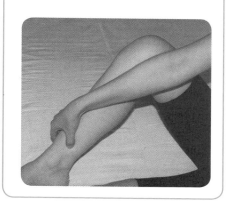

05 太冲

位置：足背第 1、2 跖骨结合部之前凹陷中，或指压有动脉搏动。
手法操作：用食指垂直点按穴位，以酸胀为度。

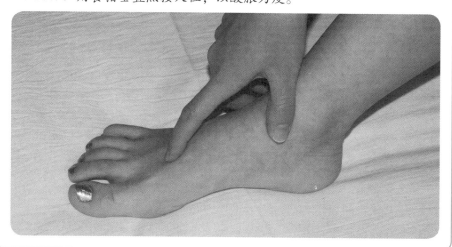

06 足三里

位置：外侧胫骨平台缘下 3 寸，胫骨前嵴外一横指。

手法操作：用拇指垂直点按在穴位上，沿胫骨方向上下揉拨穴位；肌肉丰厚者，用半握拳叩击穴位。

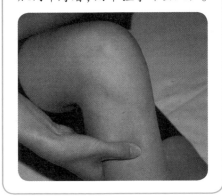

07 足临泣

位置：足背外侧，第 4、5 跖骨底结合部的前方。

手法操作：用食指垂直点按穴位，以酸胀为度。

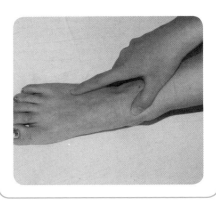

提醒：如若症状减缓不多，可重复以上操作 2～3 遍。

（四）善后手法

01

重点点揉内关穴（前臂正中，腕横纹上 2 寸），神门穴（腕掌侧横纹尺侧端，尺侧腕屈肌腱的桡侧凹陷处），并行上肢肌肉放松手法，最后揉擦劳宫穴数次。

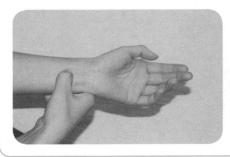
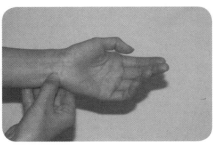

2. 行上肢肌肉放松手法，最后揉擦劳宫穴数次。

3. 点掐或捻揉十指井穴，激发经气，促进末梢血液循环。

（五）背部闺蜜助帮法

从大椎穴水平段至臀部沿膀胱经及督脉做拨、摩、啄、捏、拍法各 3 遍，在心俞、肝俞、胆俞、脾俞、胃俞等穴位点可适当多做几遍，重点按擦八髎穴及腰骶部。

三、其他调理方法

【食疗】

（1）山药酸枣仁粥

原料：山药、酸枣仁、糯米各适量。

方法：酸枣仁捣碎先煮，加入山药和糯米煮粥。还可以加龙眼肉、大枣、核桃仁等。

（2）玫瑰花粥

原料：玫瑰花、橘皮、大米各适量。

方法：加适量清水熬成粥即可。

（3）枸杞地黄枣仁粥

原料：酸枣仁 30 克（捣碎），地黄 30 克，枸杞子 30 克，粳米 100 克。

方法：以适量水煎煮 30 分钟，去掉药渣，用药汁煮粳米，粥熟即成。

头晕

头晕是指头脑昏沉，视物昏花旋转，严重者张目即觉天旋地转，不能站立。患者多描述为"整天昏昏沉沉，脑子不清，注意力不集中"，可伴有头痛、失眠、健忘、低热、肌肉关节疼痛和多种神经及精神症状。

一、病因病机

1. 不良的生活方式　如长期睡懒觉、躺着看电视、长期熬夜。或由于长期姿势不良，造成颈椎增生、变形、退化，颈部肌肉紧张，动脉供血受阻，致使脑供血不足，引起头晕。

2. 水湿积聚　饥饱劳倦，伤于脾胃，健运失司，以致水谷不化精微，聚湿生痰，痰湿中阻，浊阴不降，引起眩晕。

3. 气血不足　饮食不节，损伤脾胃，脾胃虚弱，气血生化无源，清窍失养而作眩晕。如伴有乏力、面色苍白，应考虑贫血的可能。

二、腹部按摩调理方法

（一）腹部操作

01 直推三经五线各 9 次

位置：足阳明胃经、足太阴脾经、任脉三条经五条线。

手法操作：用全手掌或双手拇指从鸠尾或胸胁沿任脉、足阳明胃经、足太阴脾经单方

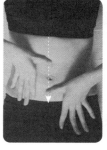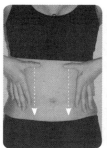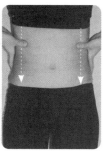

向直线推动至阴毛际处。推动时手指在前，掌根在后，力度应轻而不浮、重而不滞。

02 摩腹

（1）以脐部为中心，用左手或右手的劳宫穴对准脐部，或单手或双手叠加逆时针按揉 36 次，再顺时针按揉 18 次。

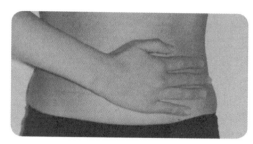

（2）单手或双手叠加沿着升结肠、横结肠、降结肠、乙状结肠、耻骨联合、升结肠，做顺时针摩法 36 次，腹泻者则逆时针。

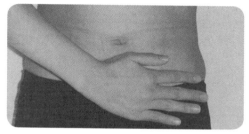

03 分推两胁各 9 次

位置：胸部正中线剑突部沿肋弓至腹部两侧。

手法操作：用双手手掌自胸部正中线沿肋弓向两侧分推 9 次。

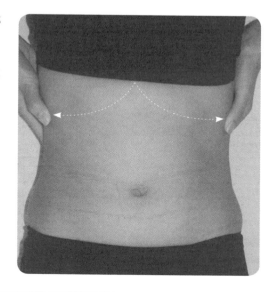

（二）腹部点穴

01 水分

位置：脐上 1 寸。

手法操作：双手中指指腹叠加点按穴位，调匀呼吸，呼气时用力向下按，吸气时持力不再用力。如此操作 7 息而止。

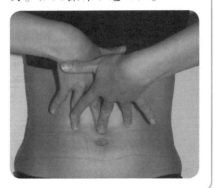

02 肓俞

位置：脐旁 0.5 寸。

手法操作：双手中指指腹分别点按左侧和右侧的肓俞穴，呼气时用力向下按，吸气时则持力不再用力。如此操作 7 息而止。

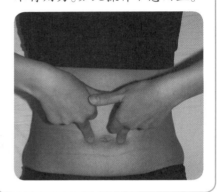

03 天枢

位置：脐中旁开 2 寸。

手法操作：双手中指指腹分别点按右侧和左侧天枢穴，呼气时用力向下按，吸气时则持力不再用力。如此操作 7 息而止。

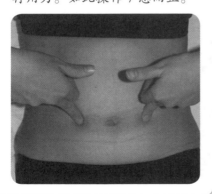

04 气海

位置：脐下 1.5 寸。

手法操作：双手中指指腹叠加点按气海穴，呼气时用力向下按，吸气时则持力不再用力。如此操作 7 息而止。

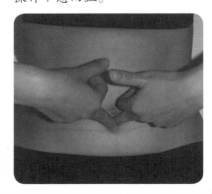

05 中脘

位置：脐上 4 寸。

手法操作：双手中指指腹叠加点按中脘穴，调匀呼吸，呼气时用力向下按，吸气时持力不再用力。如此操作 7 息而止。

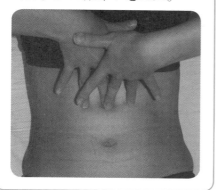

06 巨阙

位置：前正中线脐上 6 寸。

手法操作：双手中指指腹叠加点按巨阙穴，调匀呼吸，呼气时用力向下按，吸气时持力不再用力。如此操作 7 息而止。

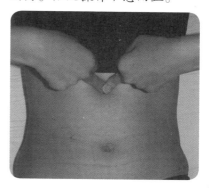

07 梁门

位置：脐上 4 寸，旁开 2 寸。

手法操作：双手中指指腹分别点按梁门穴，调匀呼吸，呼气时用力向下按，吸气时持力不再用力。如此操作 7 息而止。

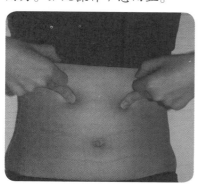

08 外陵

位置：脐下 1 寸，距正中线 2 寸。

手法操作：双手中指指腹分别点按右侧和左侧外陵穴，呼气时用力向下按，吸气时则持力不再用力。如此操作 7 息而止。

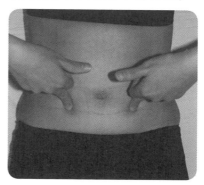

09 关元

位置：脐正中下 3 寸。

手法操作：双手中指指腹叠加点按关元穴，呼气时用力向下按，吸气时则持力不再用力。如此操作 7 息而止。

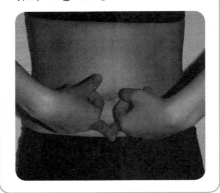

10 章门

位置：人体的侧腹部第 11 肋游离端的下方。

手法操作：双手中指指腹分别点按左侧和右侧的章门穴，呼气时用力向下按，吸气时则持力不再用力。如此操作 7 息而止。

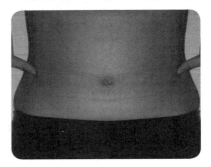

11 带脉

位置：第 11 肋游离端下方垂线与脐水平线的交点上。

手法操作：双手中指指腹分别点按右侧和左侧带脉穴，呼气时用力向下按，吸气时则持力不再用力。如此操作 7 息而止。

（三）下肢辅助手法

01 血海

位置：髌底内侧端上方 2 寸处。

手法操作：用拇指垂直点按在穴位上，横向拨揉穴位。

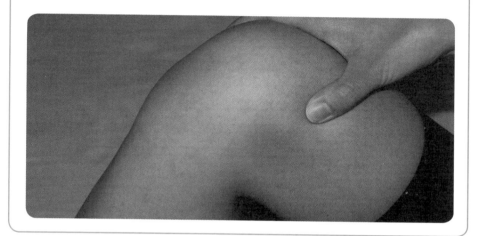

02 阴陵泉

位置：胫骨内侧髁后下方凹陷处。

手法操作：用拇指垂直点按在穴位上，沿胫骨方向上下拨揉穴位。

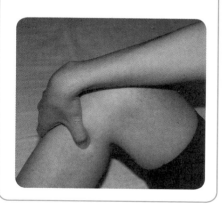

03 地机

位置：阴陵泉穴下 3 寸。

手法操作：用拇指垂直点按在穴位上，沿胫骨方向上下拨揉穴位。

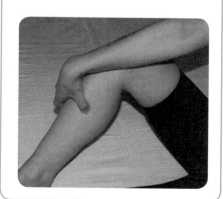

04 三阴交

位置：内踝尖上 3 寸，胫骨内侧面后缘。

手法操作：用拇指垂直点按在穴位上，沿胫骨方向上下拨揉穴位。

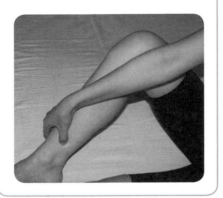

05 太冲

位置：足背第 1、2 跖骨结合部之前凹陷中，或指压有动脉搏动。

手法操作：用食指垂直点按穴位，以酸胀为度。

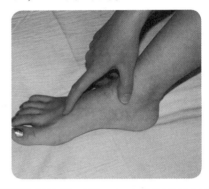

06 足三里

位置：外侧胫骨平台缘下 3 寸，胫骨前嵴外一横指。

手法操作：用拇指垂直点按在穴位上，沿胫骨方向上下揉拨穴位；肌肉丰厚者，用半握拳叩击穴位。

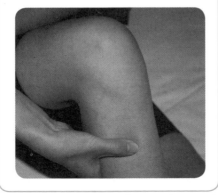

07 足临泣

位置：足背外侧，第 4、5 跖骨底结合部的前方。

手法操作：用食指垂直点按穴位，以酸胀为度。

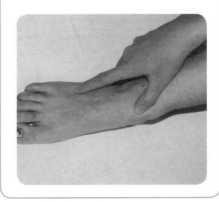

提醒：如若症状减缓不多，可重复以上操作 2 ～ 3 遍。

（四）善后手法

1. 行下肢推按放松手法，最后揉擦涌泉穴数次。

2. 行上肢肌肉放松手法，最后揉擦劳宫穴数次。

3. 点掐或捻揉十指井穴，激发经气，促进末梢血液循环。

（五）背部闺蜜助帮法

从大椎穴水平段至臀部沿膀胱经及督脉做拨、摩、啄、捏、拍法各 3 遍，重点按擦八髎穴及腰骶部。

三、其他调理方法

1. 培养良好的生活习惯，按时作息，戒烟戒酒。

2. 合理膳食，营养均衡，多食豆芽、瓜类、黑木耳、芹菜、豆类、奶类、鱼、虾等。

3. 持续进行一些简单、轻松的运动。

4. 食疗

（1）龙眼枸杞粥（益气补虚，补血生血）

原料：龙眼肉、枸杞子、黑糯米、大米各 15 克。

方法：将龙眼肉、枸杞子、黑糯米、大米分别洗净同入锅，加水适量，大火煮沸后小火煨煮，至米烂汤稠即可。

（2）菊花天麻粥（平肝潜阳）

原料：杭菊花 15 克，天麻 10 克，大米 50 克。

方法：大米加水放入天麻同煮，大火煮沸后，改小火煮至大米半熟，加入菊花，煮至米烂成粥，油盐调味。

胸闷

由于现代社会生活压力较大，亚健康人群数量越来越多，其中最多见的症状之一就是胸闷、胸憋。胸闷是一种主观感觉，即呼吸费力或气不够用。重者觉得似乎被石头压住胸腔，甚至出现呼吸困难。它可能是身体器官的亚健康表现，也可能是疾病的早期症状之一。

一、病因病机

1. 遭遇重大事件，产生心理、精神压力，心惊神摇，不能自主。

2. 不良生活习惯，喜刺激性饮食，如饮浓茶、抽烟、酗酒等。

3. 先天体质亏虚，心之气血不足，心失所养。

4. 对声、光敏感且居住环境不良，噪声大、太过吵闹等。

二、腹部按摩调理方法

（一）腹部操作

01 直推三经五线各 9 次

位置：足阳明胃经、足太阴脾经、任脉三条经五条线。

手法操作：用全手掌或双手拇指从鸠尾或胸胁沿任脉、足阳明胃经、足太阴脾经单方向直线推动至阴毛际处。推动时手指在前，掌根在后，力度应轻而不浮、重而不滞。

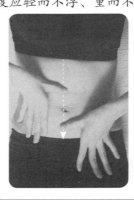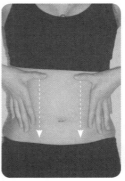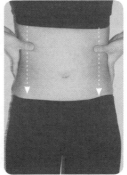

02 摩腹

（1）以脐部为中心，用左手或右手的劳宫穴对准脐部，或单手或双手叠加逆时针按揉 36 次，再顺时针按揉 18 次。

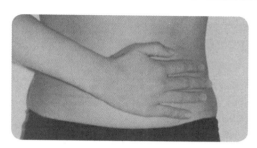

（2）单手或双手叠加沿着升结肠、横结肠、降结肠、乙状结肠、耻骨联合、升结肠，做顺时针摩法 36 次，腹泻者则逆时针。

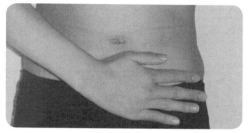

03 分推两胁各 9 次

位置：胸部正中线剑突部沿肋弓至腹部两侧。
手法操作：用双手手掌自胸部正中线沿肋弓向两侧分推 9 次。

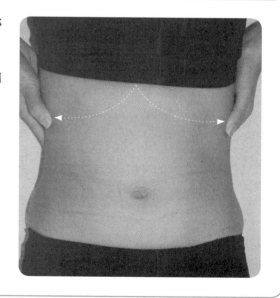

（二）腹部点穴

01　水分

位置：脐上 1 寸。

手法操作：双手中指指腹叠加点按穴位，调匀呼吸，呼气时用力向下按，吸气时持力不再用力。如此操作 7 息而止。

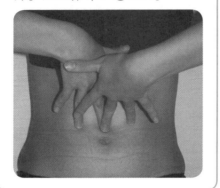

02　肓俞

位置：脐旁 0.5 寸。

手法操作：双手中指指腹分别点按左侧和右侧的肓俞穴，呼气时用力向下按，吸气时则持力不再用力。如此操作 7 息而止。

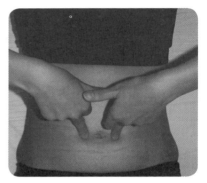

03　天枢

位置：脐中旁开 2 寸。

手法操作：双手中指指腹分别点按右侧和左侧天枢穴，呼气时用力向下按，吸气时则持力不再用力。如此操作 7 息而止。

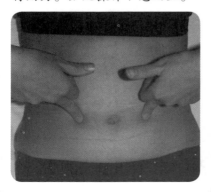

04　气海

位置：脐下 1.5 寸。

手法操作：双手中指指腹叠加点按气海穴，呼气时用力向下按，吸气时则持力不再用力。如此操作 7 息而止。

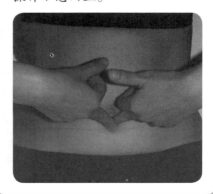

05 中脘

位置：脐上 4 寸。

手法操作：双手中指指腹叠加点按中脘穴，调匀呼吸，呼气时用力向下按，吸气时持力不再用力。如此操作 7 息而止。

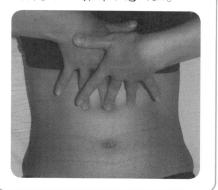

06 巨阙

位置：前正中线脐上 6 寸。

手法操作：双手中指指腹叠加点按巨阙穴，调匀呼吸，呼气时用力向下按，吸气时持力不再用力。如此操作 7 息而止。

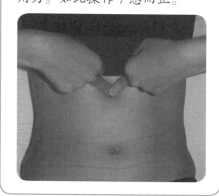

07 梁门

位置：脐上 4 寸，旁开 2 寸。

手法操作：双手中指指腹分别点按梁门穴，调匀呼吸，呼气时用力向下按，吸气时持力不再用力。如此操作 7 息而止。

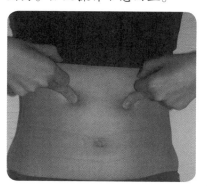

08 外陵

位置：脐下 1 寸，距正中线 2 寸。

手法操作：双手中指指腹分别点按右侧和左侧外陵穴，呼气时用力向下按，吸气时则持力不再用力。如此操作 7 息而止。

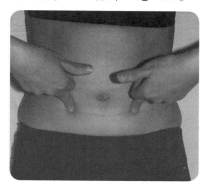

09 关元

位置：脐正中下 3 寸。

手法操作：双手中指指腹叠加点按关元穴，呼气时用力向下按，吸气时则持力不再用力。如此操作 7 息而止。

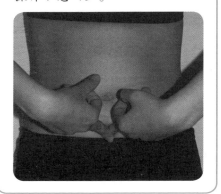

10 章门

位置：人体的侧腹部第 11 肋游离端的下方。

手法操作：双手中指指腹分别点按左侧和右侧的章门穴，呼气时用力向下按，吸气时则持力不再用力。如此操作 7 息而止。

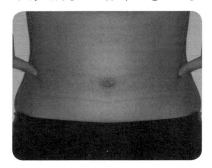

11 带脉

位置：第 11 肋游离端下方垂线与脐水平线的交点上。

手法操作：双手中指指腹分别点按右侧和左侧带脉穴，呼气时用力向下按，吸气时则持力不再用力。如此操作 7 息而止。

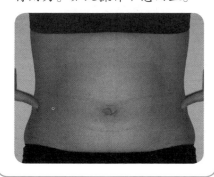

12 膻中

位置：前正中线上，平第 4 肋间，两乳头连线的中点。

手法操作：在膻中穴及旁边胸骨与肋软骨的交界处，用中指轻擦或轻刮。

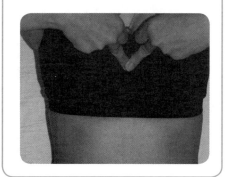

13 中府

位置：云门下 1 寸，平第 1 肋间隙，距正中线 6 寸。

手法操作：用左右手的中指分别点按揉对侧的中府穴。

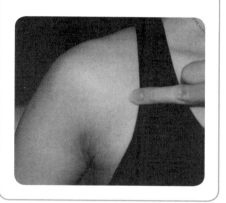

14 大包

位置：身体侧边，腋中线上，当第 6 肋间隙，脾之大络。

手法操作：用左右手的中指分别点按揉对侧的大包穴。

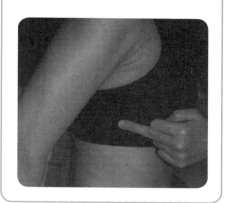

（三）下肢辅助手法

01 血海

位置：髌底内侧端上方 2 寸处。

手法操作：用拇指垂直点按在穴位上，横向拨揉穴位。

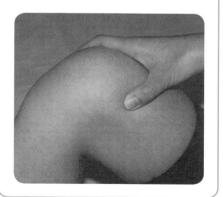

02 阴陵泉

位置：胫骨内侧髁后下方凹陷处。

手法操作：用拇指垂直点按在穴位上，沿胫骨方向上下拨揉穴位。

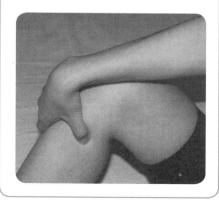

03 地机

位置：阴陵泉穴下 3 寸。

手法操作：用拇指垂直点按在穴位上，沿胫骨方向上下拨揉穴位。

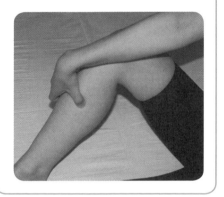

04 三阴交

位置：内踝尖上 3 寸，胫骨内侧面后缘。

手法操作：用拇指垂直点按在穴位上，沿胫骨方向上下拨揉穴位。

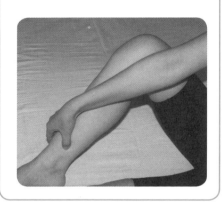

05 太冲

位置：足背第 1、2 跖骨结合部之前凹陷中，或指压有动脉搏动。

手法操作：用食指垂直点按穴位，以酸胀为度。

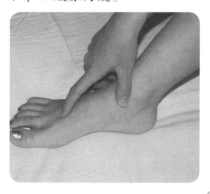

06 足三里

位置：外侧胫骨平台缘下 3 寸，胫骨前嵴外一横指。

手法操作：用拇指垂直点按在穴位上，沿胫骨方向上下揉拨穴位；肌肉丰厚者，用半握拳叩击穴位。

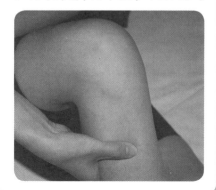

07 足临泣

位置：足背外侧，第 4、5 跖骨底结合部的前方。

手法操作：用食指垂直点按穴位，以酸胀为度。

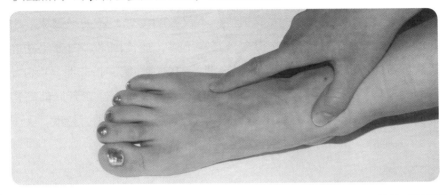

提醒：如若症状减缓不多，可重复以上操作 2 ~ 3 遍。

（四）善后手法

1. 重点点揉内关穴（前臂正中，腕横纹上 2 寸），行上肢肌肉放松手法，最后揉擦劳宫穴数次。

2. 行下肢推按放松手法，最后揉擦涌泉穴数次。

3. 点掐或捻揉十指井穴，激发经气，促进末梢血液循环。

（五）背部闺蜜助帮法

从大椎穴水平段至臀部沿膀胱经及督脉要做拨、摩、啄、捏、拍法各 3 遍，重点点按背部反应点，尤其是心俞、厥阴俞、肝俞、胆俞可适当多做几遍。

三、其他调理方法

1. 首先是心理调摄。要平心静气，尽量减少思绪干扰，口念"放下"，深呼吸，以腹式呼吸为主。吸气鼓腹，呼气收腹，意守丹田。

2. 起居有时，劳逸适度，适量运动健身，如散步、做瑜伽、打太极拳等。

3. 饮食有度，以易消化、多维生素、丰富蛋白质为原则，尤其是少食盐类和脂肪类。平日容易疲乏倦怠，面无血色，气短声微者，是气血不足的表现，可适当食用红枣、百合、山药、甲鱼、猪瘦肉等以健脾补血滋阴。

肥胖

肥胖是困扰很多人的"大麻烦",不仅影响美观,还关乎健康。引起肥胖的原因,大家总以为是吃得多,其实不然,遗传因素、内分泌功能和生活饮食习惯等也是重要原因。这里要谈及的单纯性肥胖指非明显内分泌 – 代谢原因所导致的肥胖,其脂肪分布均匀,不会呈向心性或者局部高密度分布。适合我国成人的诊断标准是 BMI 指数大于或等于 24 为超重,大于或等于 28 为肥胖。BMI= 体重(千克)/ 身高的平方(米^2)。

一、病因病机

中医学把引起肥胖的原因归为以下 4 种:

1. 过食肥甘厚味 过食油脂太多的食物,比如肥肉、猪油、肥鸭等,脾的负担过重,不能正常发挥运化功能,摄入的食物消化不了,形成膏脂痰浊,在皮下蓄积,便成了肥胖。

2. 肝郁气滞,长期抑郁 中医学认为,肝主疏泄,负责疏通体内的运输线。长期抑郁的结果是肝气郁结,疏泄功能降低,最终导致痰湿聚集,形成肥胖。

3. 脾胃虚弱,过于安逸 久卧久坐,缺乏运动,气血运行减慢,久而久之,导致脏腑功能低下,摄入的食物不能正常代谢,蓄积在体内,形成肥胖。

二、腹部按摩调理方法

(一)腹部操作

01 直推三经五线各 9 次

位置:足阳明胃经、足太阴脾经、任脉三条经五条线。

手法操作:用全手掌或双手拇指从鸠尾或胸胁沿任脉、足阳明胃经、足太阴脾经单方向直线推动至阴毛际处。推动时手指在前,掌根在后,力度应轻而不浮、重而不滞。

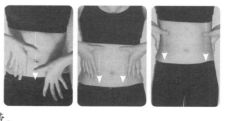

02 摩腹

（1）以脐部为中心，用左手或右手的劳宫穴对准脐部，或单手或双手叠加逆时针按揉 36 次，再顺时针按揉 18 次。

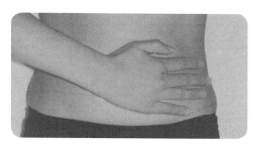

（2）单手或双手叠加沿着升结肠、横结肠、降结肠、乙状结肠、耻骨联合、升结肠，做顺时针摩法 36 次，腹泻者则逆时针。

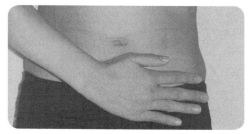

03 分推两胁各 9 次

位置：胸部正中线剑突部沿肋弓至腹部两侧。
手法操作：用双手手掌自胸部正中线沿肋弓向两侧分推 9 次。

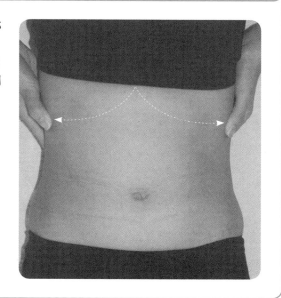

（二）腹部点穴

01 水分

位置：脐上1寸。

手法操作：双手中指指腹叠加点按穴位，调匀呼吸，呼气时用力向下按，吸气时持力不再用力。如此操作7息而止。

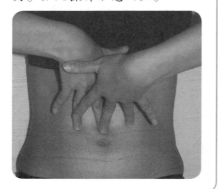

02 肓俞

位置：脐旁0.5寸。

手法操作：双手中指指腹分别点按左侧和右侧的肓俞穴，呼气时用力向下按，吸气时则持力不再用力。如此操作7息而止。

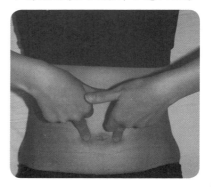

03 天枢

位置：脐中旁开2寸。

手法操作：双手中指指腹分别点按右侧和左侧天枢穴，呼气时用力向下按，吸气时则持力不再用力。如此操作7息而止。

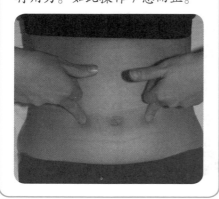

04 气海

位置：脐下1.5寸。

手法操作：双手中指指腹叠加点按气海穴，呼气时用力向下按，吸气时则持力不再用力。如此操作7息而止。

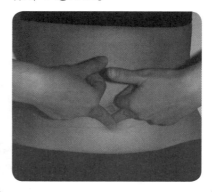

05 中脘

位置：脐上 4 寸。

手法操作：双手中指指腹叠加点按中脘穴，调匀呼吸，呼气时用力向下按，吸气时持力不再用力。如此操作 7 息而止。

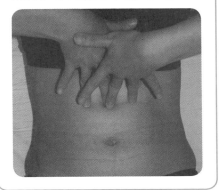

06 巨阙

位置：前正中线，脐上 6 寸。

手法操作：双手中指指腹叠加点按巨阙穴，调匀呼吸，呼气时用力向下按，吸气时持力不再用力。如此操作 7 息而止。

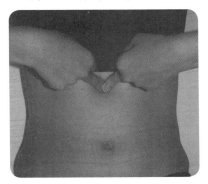

07 梁门

位置：脐上 4 寸，旁开 2 寸。

手法操作：双手中指指腹分别点按梁门穴，调匀呼吸，呼气时用力向下按，吸气时持力不再用力。如此操作 7 息而止。

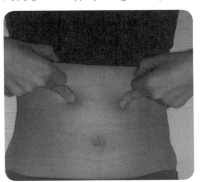

08 外陵

位置：脐下 1 寸，距正中线 2 寸。

手法操作：双手中指指腹分别点按右侧和左侧外陵穴，呼气时用力向下按，吸气时则持力不再用力。如此操作 7 息而止。

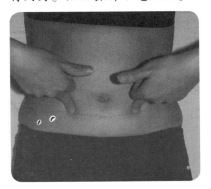

09 关元

位置：脐正中下 3 寸。

手法操作：双手中指指腹叠加点按关元穴，呼气时用力向下按，吸气时则持力不再用力。如此操作 7 息而止。

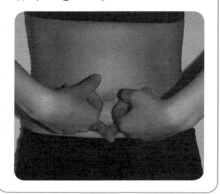

10 章门

位置：人体的侧腹部第 11 肋游离端的下方。

手法操作：双手中指指腹分别点按左侧和右侧的章门穴，呼气时用力向下按，吸气时则持力不再用力。如此操作 7 息而止。

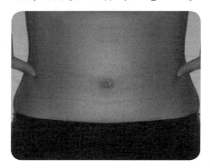

11 带脉

位置：第 11 肋游离端下方垂线与脐水平线的交点上。

手法操作：双手中指指腹分别点按右侧和左侧带脉穴，呼气时用力向下按，吸气时则持力不再用力。如此操作 7 息而止。

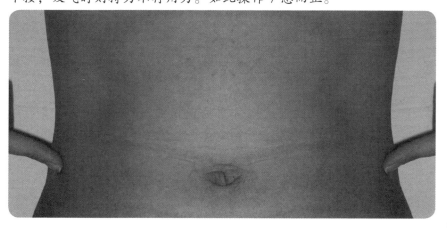

（三）下肢辅助手法

01 血海

位置：髌底内侧端上方 2 寸处。
手法操作：用拇指垂直点按在穴位上，横向拨揉穴位。

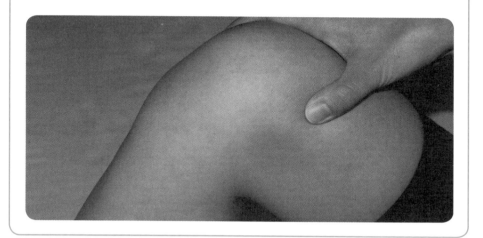

02 阴陵泉

位置：胫骨内侧髁后下方凹陷处。
手法操作：用拇指垂直点按在穴位上，沿胫骨方向上下拨揉穴位。

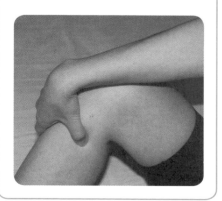

03 地机

位置：阴陵泉穴下 3 寸。
手法操作：用拇指垂直点按在穴位上，沿胫骨方向上下拨揉穴位。

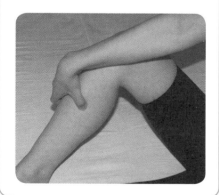

04 三阴交

位置：内踝尖上 3 寸，胫骨内侧面后缘。

手法操作：用拇指垂直点按在穴位上，沿胫骨方向上下拨揉穴位。

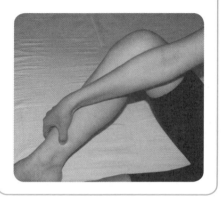

05 太冲

位置：足背第 1、2 跖骨结合部之前凹陷中，或指压有动脉搏动。

手法操作：用食指垂直点按穴位，以酸胀为度。

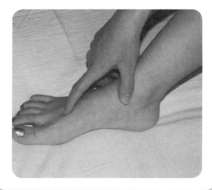

06 足三里

位置：外侧胫骨平台缘下 3 寸，胫骨前嵴外一横指。

手法操作：用拇指垂直点按在穴位上，沿胫骨方向上下揉拨穴位；肌肉丰厚者，用半握拳叩击穴位。

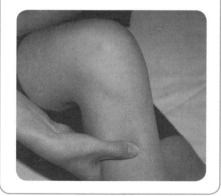

07 丰隆

位置：在小腿的外侧，外踝尖上 8 寸。

手法操作：用拇指垂直点按在穴位上，沿胫骨方向上下揉拨穴位；肌肉丰厚者，用半握拳叩击穴位。

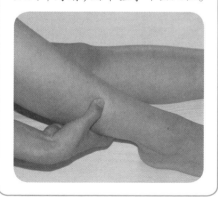

提醒：如若症状减缓不多，可重复以上操作 2～3 遍。

（四）善后手法

1.行下肢推按放松手法，最后揉擦涌泉穴数次。

2.行上肢肌肉放松手法，最后揉擦劳宫穴数次。

3.点掐或捻揉十指井穴，激发经气，促进末梢血液循环。

（五）背部闺蜜助帮法

从大椎穴水平段至臀部沿膀胱经及督脉要做拨、摩、啄、捏、拍法各3遍，在脾俞、胃俞、肾俞、三焦俞等穴位可适当多做几遍，重点按擦八髎穴及腰骶部。

三、其他调理方法

1.减肥期间控制饮食是必要的，但是控制饮食不等于节食。三餐一定要定量，晚餐少量，不要吃夜宵。减少盐分的摄入，成人应少于每天6克。控制摄入高糖、高脂肪、高胆固醇（蛋黄、蟹黄、动物脑髓、内脏等）、高淀粉（红薯、马铃薯、粉皮、凉粉等）食物及各种酒类。

2.食疗

（1）山药白萝卜粥

原料：山药20克，白萝卜50克，大米100克。

方法：先将山药浸泡一夜后切成薄片，白萝卜去皮后切片，与大米同放锅内，加水煮沸后再文火煮30分钟左右即可。

（2）薏苡仁煮冬瓜

原料：薏苡仁20克，冬瓜300克，葱、姜适量，食盐4克。

方法：将原料均放入锅内，加水煮沸后文火炖30分钟左右，加盐后即可食用。

3.白天工作时可以屏气收紧腹部一段时间，临睡前可做些辅助小动作，如仰卧起坐、双抬腿等，给自己规定次数，天天坚持。

便秘

便秘是大便秘结不通，排便时间延长，或欲大便而艰涩不畅的一种病症。究其病机关键，是大肠传导功能失常。自我检查时，一般在小腹左侧可扪及条索状物。

一、病因病机

1. 由于不良的饮食习惯，使食物的机械性或化学性刺激不足，或因摄入的食物过少、过细，尤其是缺少遗留大量沉渣的食物，使肠道刺激减少，反射性蠕动减弱而造成便秘。

2. 生活习惯改变、排便姿式不当、经常服用强力泻药及灌肠等，均可造成直肠反射敏感性下降，以致虽有粪便进入，而不足以引起有效的神经冲动，使排便反射不能产生而引起便秘。

3. 精神抑郁或过于激动，使条件反射发生障碍而引起便秘。

4. 不良的生活习惯、睡眠不足、持续高度的精神紧张状态等，也可造成结肠的蠕动失常和痉挛性收缩而引起便秘。

二、腹部按摩调理方法

（一）腹部操作

01 直推三经五线各 9 次

位置：足阳明胃经、足太阴脾经、任脉三条经五条线。

手法操作：用全手掌或双手拇指从鸠尾或胸胁沿任脉、足阳明胃经、足太阴脾经单方向直线推动至阴毛际处。推动时手指在前，掌根在后，力度应轻而不浮、重而不滞。

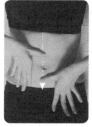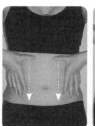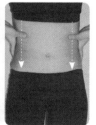

02 摩腹

（1）以脐部为中心，用左手或右手的劳宫穴对准脐部，或单手或双手叠加逆时针按揉 36 次，再顺时针按揉 18 次。

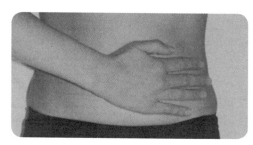

（2）单手或双手叠加沿着升结肠、横结肠、降结肠、乙状结肠、耻骨联合、升结肠，做顺时针摩法 36 次，腹泻者则逆时针。

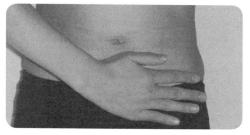

03 分推两胁各 9 次

位置：胸部正中线剑突部沿肋弓至腹部两侧。
手法操作：用双手手掌自胸部正中线沿肋弓向两侧分推 9 次。

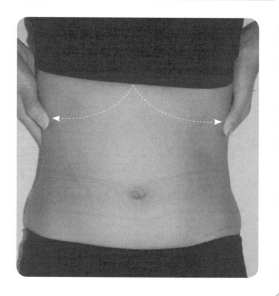

（二）腹部点穴

01 水分

位置：脐上 1 寸。

手法操作：双手中指指腹叠加点按穴位，调匀呼吸，呼气时用力向下按，吸气时持力不再用力。如此操作 7 息而止。

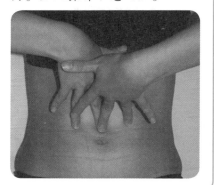

02 肓俞

位置：脐旁 0.5 寸。

手法操作：双手中指指腹分别点按左侧和右侧的肓俞穴，呼气时用力向下按，吸气时则持力不再用力。如此操作 7 息而止。

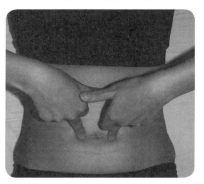

03 天枢

位置：脐中旁开 2 寸。

手法操作：双手中指指腹分别点按右侧和左侧天枢穴，呼气时用力向下按，吸气时则持力不再用力。如此操作 7 息而止。

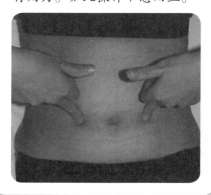

04 气海

位置：脐下 1.5 寸。

手法操作：双手中指指腹叠加点按气海穴，呼气时用力向下按，吸气时则持力不再用力。如此操作 7 息而止。

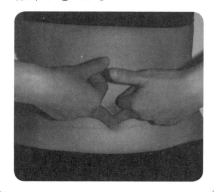

05 中脘

位置：脐上 4 寸。

手法操作：双手中指指腹叠加点按中脘穴，调匀呼吸，呼气时用力向下按，吸气时持力不再用力。如此操作 7 息而止。

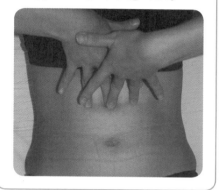

06 梁门

位置：脐上 4 寸，旁开 2 寸。

手法操作：双手中指指腹分别点按梁门穴，调匀呼吸，呼气时用力向下按，吸气时持力不再用力。如此操作 7 息而止。

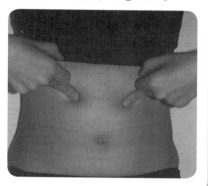

07 大横

位置：脐中旁开 4 寸。

手法操作：双手中指指腹点按右侧和左侧大横穴，呼气时用力向下按，吸气时则持力不再用力。如此操作 7 息而止。

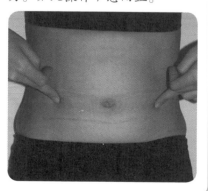

08 外陵

位置：脐下 1 寸，距正中线 2 寸。

手法操作：双手中指指腹分别点按右侧和左侧外陵穴，呼气时用力向下按，吸气时则持力不再用力。如此操作 7 息而止。

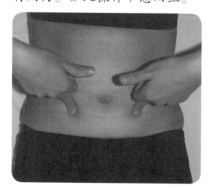

09 关元

位置：脐正中下 3 寸。

手法操作：双手中指指腹叠加点按关元穴，呼气时用力向下按，吸气时则持力不再用力。如此操作 7 息而止。

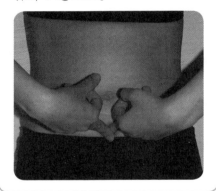

10 章门

位置：人体的侧腹部第 11 肋游离端的下方。

手法操作：双手中指指腹分别点按左侧和右侧的章门穴，呼气时用力向下按，吸气时则持力不再用力。如此操作 7 息而止。

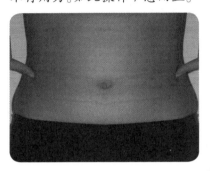

11 带脉

位置：第 11 肋游离端下方垂线与脐水平线的交点上。

手法操作：双手中指指腹分别点按右侧和左侧带脉穴，呼气时用力向下按，吸气时则持力不再用力。如此操作 7 息而止。

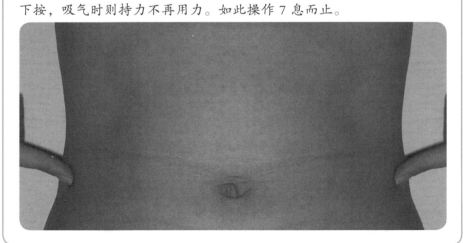

（三）下肢辅助手法

01 血海

位置：髌底内侧端上方 2 寸处。
手法操作：用拇指垂直点按在穴位上，横向拨揉穴位。

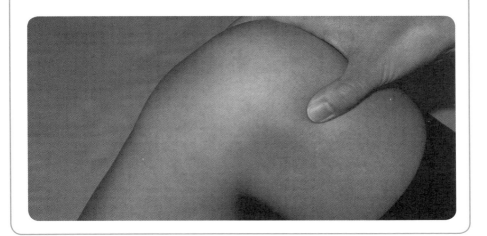

02 阴陵泉

位置：胫骨内侧髁后下方凹陷处。
手法操作：用拇指垂直点按在穴位上，沿胫骨方向上下拨揉穴位。

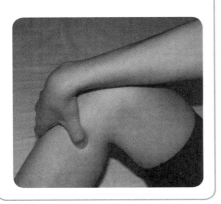

03 地机

位置：阴陵泉穴下 3 寸。
手法操作：用拇指垂直点按在穴位上，沿胫骨方向上下拨揉穴位。

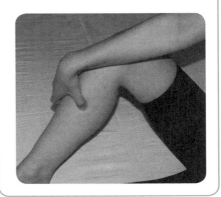

04 三阴交

位置：内踝尖上 3 寸，胫骨内
侧面后缘。

手法操作：用拇指垂直点按在穴
位上，沿胫骨方向上下拨揉穴位。

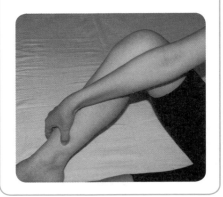

05 太冲

位置：足背第 1、2 跖骨结合
部之前凹陷中，或指压有动脉
搏动。

手法操作：用食指垂直点按穴
位，以酸胀为度。

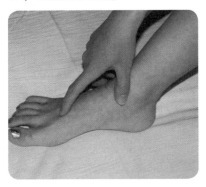

06 足三里

位置：外侧胫骨平台缘下 3 寸，胫骨前嵴外一横指。

手法操作：用拇指垂直点按在穴位上，沿胫骨方向上下揉拨穴位；肌肉丰
厚者，用半握拳叩击穴位。

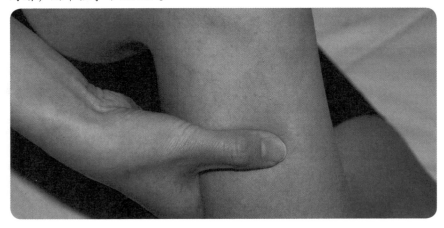

07 上巨虚

位置：外侧胫骨平台缘下 6 寸，胫骨前嵴外一横指，即足三里下 3 寸。
手法操作：用拇指垂直点按在穴位上，沿胫骨方向上下揉拨穴位；肌肉丰厚者，用半握拳叩击穴位。

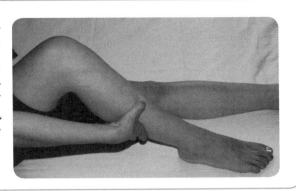

（四）善后手法

1. 行下肢推按放松手法，最后揉擦涌泉穴数次。

2. 行上肢肌肉放松手法，最后揉擦劳宫穴数次。

3. 点掐或捻揉十指井穴，激发经气，促进末梢血液循环。

（五）背部闺蜜助帮法

从大椎穴水平段至臀部沿膀胱经及督脉要做拨、摩、啄、捏、拍法各 3 遍，重点按擦八髎穴及腰骶部。

三、其他调理方法

1. 规律排便，最好每日 1 次。

2. 适当体育锻炼。

3. 平时多饮水，睡前喝一杯蜂蜜水可清肠道，晨起口服淡盐水利于排便，无胃肠道疾病的人可用米醋 2 勺加蜂蜜 2 勺，餐后温水调服。少饮酒和咖啡，多食含膳食纤维较多的水果，如猕猴桃、香蕉、大枣、西瓜、苹果等。

4. 食疗

牛奶蜂蜜饮（身体瘦弱，阴虚的人，可选择此方）

原料：牛奶 250 毫升，蜂蜜 30 克，芝麻 15 克。

方法：先将芝麻炒香，研末。混匀牛奶、蜂蜜，煮沸后放入芝麻，晨起空腹饮用。

胃痛

胃痛分两种，一种疼痛剧烈、坐卧不安，多由于寒凉、生气等原因触发。另一种是胃部经常隐隐作痛，虽然疼痛不甚，但是如同连绵氤氲的秋雨一样总让人不舒服，这是慢性胃炎常有的状态。胃痛也可能继发于胃及十二指肠溃疡、胃下垂、胰腺炎、胆囊炎及胆石症等疾病，此时应及时就医，以免延误病情。

此处以慢性胃痛或者慢性胃痛急性发作为主。

一、病因病机

1.饮食不洁或不规律、暴饮暴食或食无定时、饭后马上工作或做运动、饮酒过多等，均会导致脾不健运、胃失和降，严重影响脾胃的功能。

2.情志因素，如忧思恼怒，肝气失调，进而横逆犯胃，影响食欲，甚至引发胃脘痛、食后欲呕等。

3.感受寒邪，尤其女性因阳气不足及脾胃虚寒，容易在季节变换及经期感受外部寒邪的侵袭，或在秋季下雨期间，足部受寒而引起胃痛。

二、腹部按摩调理方法

（一）腹部操作

01 直推三经五线各 9 次

位置：足阳明胃经、足太阴脾经、任脉三条经五条线。

手法操作：用全手掌或双手拇指从鸠尾或胸胁沿任脉、足阳明胃经、足太阴脾经单方向直线推动至阴毛际处。推动时手指在前，掌根在后，力度应轻而不浮、重而不滞。

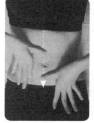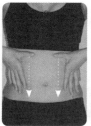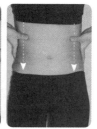

02 摩腹

（1）以脐部为中心，用左手或右手的劳宫穴对准脐部，或单手或双手叠加逆时针按揉 36 次，再顺时针按揉 18 次。

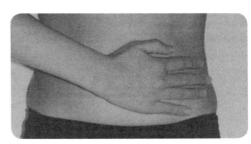

（2）单手或双手叠加沿着升结肠、横结肠、降结肠、乙状结肠、耻骨联合、升结肠，做顺时针摩法 36 次，腹泻者则逆时针。

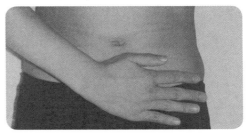

03 分推两胁各 9 次

位置：胸部正中线剑突部沿肋弓至腹部两侧。
手法操作：用双手手掌自胸部正中线沿肋弓向两侧分推 9 次。

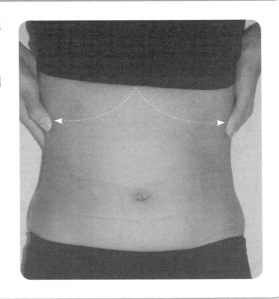

（二）腹部点穴

01 水分

位置：脐上1寸。

手法操作：双手中指指腹叠加点按穴位，调匀呼吸，呼气时用力向下按，吸气时持力不再用力。如此操作7息而止。

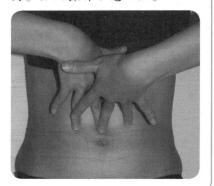

02 肓俞

位置：脐旁0.5寸。

手法操作：双手中指指腹分别点按左侧和右侧的肓俞穴，呼气时用力向下按，吸气时则持力不再用力。如此操作7息而止。

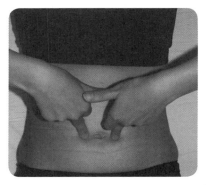

03 天枢

位置：脐中旁开2寸。

手法操作：双手中指指腹分别点按右侧和左侧天枢穴，呼气时用力向下按，吸气时则持力不再用力。如此操作7息而止。

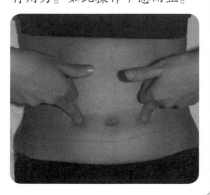

04 气海

位置：脐下1.5寸。

手法操作：双手中指指腹叠加点按气海穴，呼气时用力向下按，吸气时则持力不再用力。如此操作7息而止。

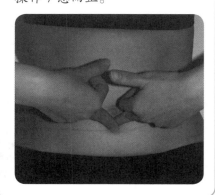

05 中脘

位置：脐上4寸。
手法操作：双手中指指腹叠加点按中脘穴，调匀呼吸，呼气时用力向下按，吸气时持力不再用力。如此操作7息而止。

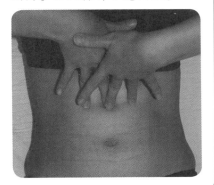

06 巨阙

位置：前正中线脐上6寸。
手法操作：双手中指指腹叠加点按巨阙穴，调匀呼吸，呼气时用力向下按，吸气时持力不再用力。如此操作7息而止。

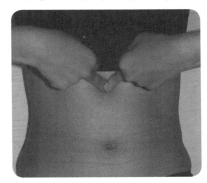

07 梁门

位置：脐上4寸，旁开2寸。
手法操作：双手中指指腹分别点按梁门穴，调匀呼吸，呼气时用力向下按，吸气时持力不再用力。如此操作7息而止。

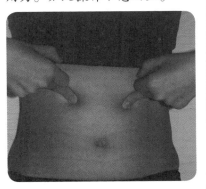

08 外陵

位置：脐下1寸，距正中线2寸。
手法操作：双手中指指腹分别点按右侧和左侧外陵穴，呼气时用力向下按，吸气时则持力不再用力。如此操作7息而止。

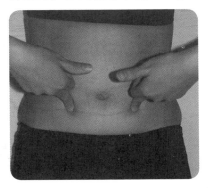

09 关元

位置：脐正中下 3 寸。

手法操作：双手中指指腹叠加点按关元穴，呼气时用力向下按，吸气时则持力不再用力。如此操作 7 息而止。

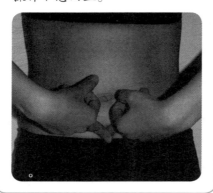

10 章门

位置：人体的侧腹部第 11 肋游离端的下方。

手法操作：双手中指指腹分别点按左侧和右侧的章门穴，呼气时用力向下按，吸气时则持力不再用力。如此操作 7 息而止。

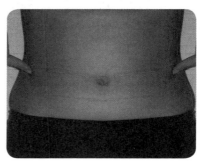

（三）下肢辅助手法

01 血海

位置：髌底内侧端上方 2 寸处。

手法操作：用拇指垂直点按在穴位上，横向拨揉穴位。

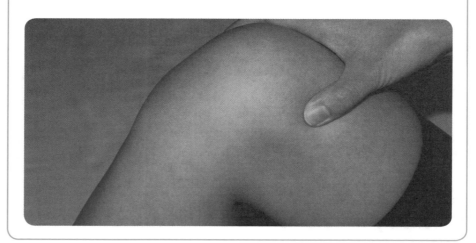

02 阴陵泉

位置：胫骨内侧髁后下方凹陷处。
手法操作：用拇指垂直点按在穴位上，沿胫骨方向上下拨揉穴位。

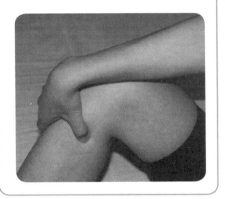

03 地机

位置：阴陵泉穴下 3 寸。
手法操作：用拇指垂直点按在穴位上，沿胫骨方向上下拨揉穴位。

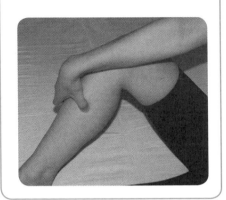

04 三阴交

位置：内踝尖上 3 寸，胫骨内侧面后缘。
手法操作：用拇指垂直点按在穴位上，沿胫骨方向上下拨揉穴位。

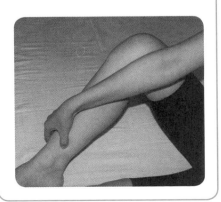

05 太冲

位置：足背第 1、2 跖骨结合部之前凹陷中，或指压有动脉搏动。
手法操作：用食指垂直点按穴位，以酸胀为度。

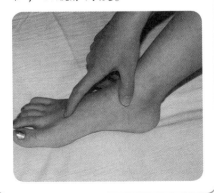

06 足三里

位置：外侧胫骨平台缘下3寸，胫骨前嵴外一横指。

手法操作：用拇指垂直点按在穴位上，沿胫骨方向上下揉拨穴位；肌肉丰厚者，用半握拳叩击穴位。

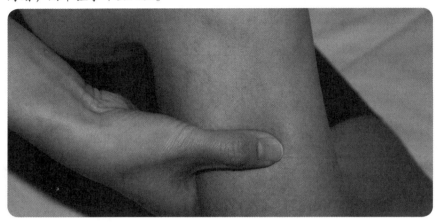

07 公孙

位置：足内侧缘，当第1跖骨基底前下缘，赤白肉际处。

手法操作：用拇指垂直点按穴位，以酸胀为度。

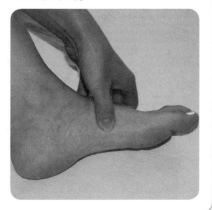

08 足临泣

位置：足背外侧，第4、5跖骨底结合部的前方。

手法操作：用食指垂直点按穴位，以酸胀为度。

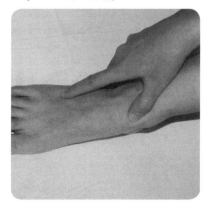

（四）善后手法

1.行下肢推按放松手法，最后揉擦涌泉穴数次。

2.行上肢肌肉放松手法，最后揉擦劳宫穴数次。

3.点掐或捻揉十指井穴，激发经气，促进末梢血液循环。

（五）背部闺蜜助帮法

从大椎穴水平段至臀部沿膀胱经及督脉要做拨、摸、啄、捏、提、拍法各3遍，在肝俞、胆俞、脾俞、胃俞、至阳等穴位处可多做几遍。

三、其他调理方法

1.食疗

（1）山药薏苡仁粥（适合于胃部隐痛，脾胃不和型）

原料：干山药片30克或生山药200克，薏苡仁100克，糯米50克，白砂糖适量。

方法：提前将薏苡仁浸泡好，然后与山药、糯米同时放入锅内，加水煮至黏稠绵密，加糖调味。

（2）佛手茉莉花茶（适合于肝气郁滞导致肝胃不和型）

原料：佛手15克，茉莉花10克。

方法：每次取适量冲泡饮用。

2.艾灸中脘、足三里、关元穴位。可以用艾条熏灸，或者艾绒下隔1片生姜灸，每周至少3次（适合于感受寒邪引起的胃痛）。

3.自制药物贴。将艾叶、干姜、细辛、肉桂、延胡索、茴香、吴茱萸各15克，研成细末，装进软布缝成的布袋里，贴在中脘或者脐上。这种胃痛治疗时间较长，重在坚持（适合于感受寒邪及虚寒性胃痛）。

胃胀

慢性胃炎患者消化功能受损，经常胃部胀满，吃饭不香，相当于中医学常说的"脾胃虚弱"，也就是脾胃缺乏工作动力，处于怠工状态。

一、病因病机

1.六淫邪气侵袭人体，壅遏胃气，困扰胃腑。

2.情志因素，如生活压力过大，导致肝郁气滞，直接影响肠道功能。

3.继发于其他胃病。许多胃病患者之所以久治不愈是因为同时伴有胃自主神经功能紊乱（即胃神经官能症），睡眠、精神状态等也不好，只要治好了胃自主神经功能紊乱，其他胃病就会自然康复。

4.饮食不节，暴饮暴食，或者油腻饮食，日久损伤胃腑。

5.生活作息不正常，扰乱生物节律，影响胃酸、胃蛋白酶等分泌。

二、腹部按摩调理方法

（一）腹部操作

01 直推三经五线各9次

位置：足阳明胃经、足太阴脾经、任脉三条经五条线。

手法操作：用全手掌或双手拇指从鸠尾或胸胁沿任脉、足阳明胃经、足

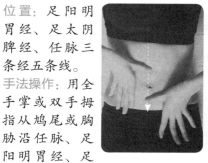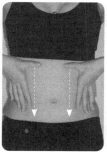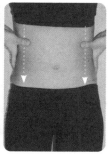

太阴脾经单方向直线推动至阴毛际处。推动时手指在前，掌根在后，力度应轻而不浮、重而不滞。

02 摩腹

（1）以脐部为中心，用左手或右手的劳宫穴对准脐部，或单手或双手叠加逆时针按揉 36 次，再顺时针按揉 18 次。

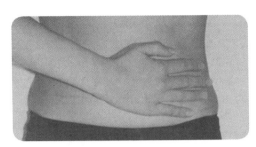

（2）单手或双手叠加沿着升结肠、横结肠、降结肠、乙状结肠、耻骨联合、升结肠，做顺时针摩法 36 次，腹泻者则逆时针。

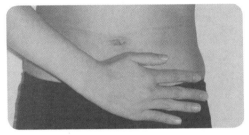

03 分推两胁各 9 次

位置：胸部正中线剑突部沿肋弓至腹部两侧。
手法操作：用双手手掌自胸部正中线沿肋弓向两侧分推 9 次。

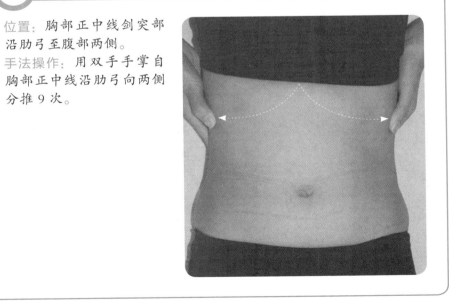

（二）腹部点穴

01 水分

位置：脐上 1 寸。

手法操作：双手中指指腹叠加点按穴位，调匀呼吸，呼气时用力向下按，吸气时持力不再用力。如此操作 7 息而止。

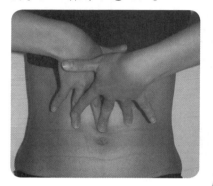

02 肓俞

位置：脐旁 0.5 寸。

手法操作：双手中指指腹分别点按左侧和右侧的肓俞穴，呼气时用力向下按，吸气时则持力不再用力。如此操作 7 息而止。

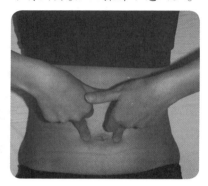

03 天枢

位置：脐中旁开 2 寸。

手法操作：双手中指指腹分别点按右侧和左侧天枢穴，呼气时用力向下按，吸气时则持力不再用力。如此操作 7 息而止。

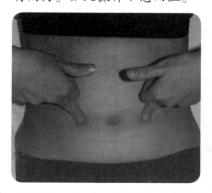

04 气海

位置：脐下 1.5 寸。

手法操作：双手中指指腹叠加点按气海穴，呼气时用力向下按，吸气时则持力不再用力。如此操作 7 息而止。

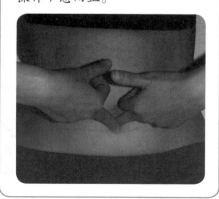

05 中脘

位置：脐上 4 寸。

手法操作：双手中指指腹叠加点按中脘穴，调匀呼吸，呼气时用力向下按，吸气时持力不再用力。如此操作 7 息而止。

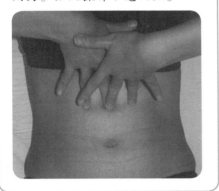

06 巨阙

位置：前正中线脐上 6 寸。

手法操作：双手中指指腹叠加点按巨阙穴，调匀呼吸，呼气时用力向下按，吸气时持力不再用力。如此操作 7 息而止。

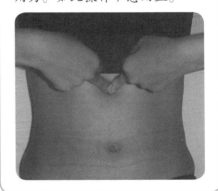

07 梁门

位置：脐上 4 寸，旁开 2 寸。

手法操作：双手中指指腹分别点按梁门穴，调匀呼吸，呼气时用力向下按，吸气时持力不再用力。如此操作 7 息而止。

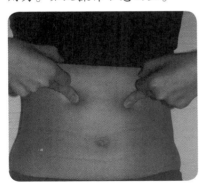

08 外陵

位置：脐下 1 寸，距正中线 2 寸。

手法操作：双手中指指腹分别点按右侧和左侧外陵穴，呼气时用力向下按，吸气时则持力不再用力。如此操作 7 息而止。

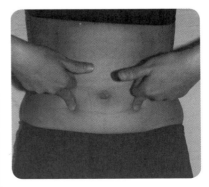

09 关元

位置：脐正中下3寸。

手法操作：双手中指指腹叠加点按关元穴，呼气时用力向下按，吸气时则持力不再用力。如此操作7息而止。

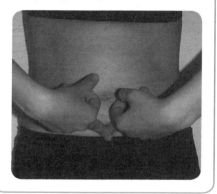

10 章门

位置：人体的侧腹部第11肋游离端的下方。

手法操作：双手中指指腹分别点按左侧和右侧的章门穴，呼气时用力向下按，吸气时则持力不再用力。如此操作7息而止。

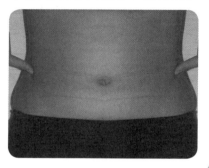

（三）下肢辅助手法

01 血海

位置：髌底内侧端上方2寸处。

手法操作：用拇指垂直点按在穴位上，横向拨揉穴位。

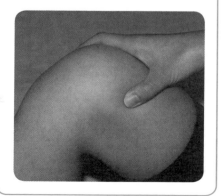

02 阴陵泉

位置：胫骨内侧髁后下方凹陷处。

手法操作：用拇指垂直点按在穴位上，沿胫骨方向上下拨揉穴位。

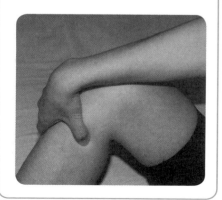

03 地机

位置：阴陵泉穴下3寸。

手法操作：用拇指垂直点按在穴位上，沿胫骨方向上下拨揉穴位。

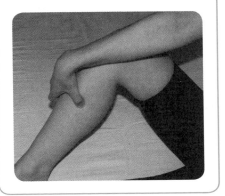

04 三阴交

位置：内踝尖上3寸，胫骨内侧面后缘。

手法操作：用拇指垂直点按在穴位上，沿胫骨方向上下拨揉穴位。

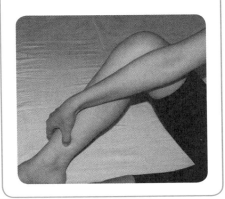

05 太冲

位置：足背第1、2跖骨结合部之前凹陷中，或指压有动脉搏动。

手法操作：用食指垂直点按穴位，以酸胀为度。

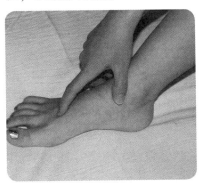

06 足三里

位置：外侧胫骨平台缘下3寸，胫骨前嵴外一横指。

手法操作：用拇指垂直点按在穴位上，沿胫骨方向上下揉拨穴位；肌肉丰厚者，用半握拳叩击穴位。

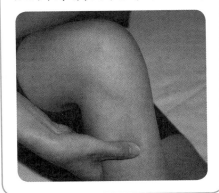

07 公孙

位置：足内侧缘，当第1跖骨基底前下缘，赤白肉际处。
手法操作：用拇指垂直点按穴位，以酸胀为度。

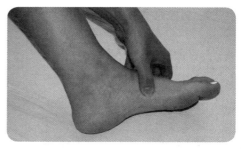

（四）善后手法

1.行下肢推按放松手法，最后揉擦涌泉穴数次。

2.行上肢肌肉放松手法，最后揉擦劳宫穴数次。

3.点掐或捻揉十指井穴，激发经气，促进末梢血液循环。

（五）背部闺蜜助帮法

从大椎穴水平段至臀部沿膀胱经及督脉要做拨、摸、啄、捏、提、拍法各3遍，在肝俞、胆俞、脾俞、胃俞、至阳等穴位处可多做几遍。

三、其他调理方法

【食疗】

（1）红火茶

原料：炒谷芽15克，金橘2～3枚（炒谷芽有健脾理气的作用，金橘有理气和胃的作用）。

方法：将金橘洗净，压扁。将炒谷芽放入砂锅内，加冷水200毫升，浸泡片刻，煎煮10分钟后，再放入金橘煮5分钟，将药汁滗出，再加水煎煮1次，两次药汁合并，加入少量糖，当茶饮。

（2）槟榔粥（适合于胃部胀满较重，气滞中焦者）

原料：槟榔12克，粳米60克。

方法：将槟榔洗净，加水煎煮，取汁去渣。将粳米洗净，加入药汁中，用小火煮成粥，根据自己口味加少量糖或食盐调味。每天1次，早晚吃最好。

口臭

口臭是指呼吸时出现的令人不愉快的气体，不仅导致社交和心理障碍，同时还预示着口腔疾病和全身疾病的发生。中医学认为，"胃火上炎"是引起口臭的主要原因。

一、病因病机

1. 口腔内因素　大部分口臭与口腔内因素有关，如牙周病、龋齿、食物嵌塞、不良修复体等。口腔内微生物对滞留于口腔局部的物质分解代谢，产生挥发性硫化复合物，散发令人不愉快的气味。

2. 口腔外因素　据报道，5% ~ 8% 的口臭由耳鼻喉或消化道等系统疾病造成，如鼻窦炎、扁桃体炎、咽喉炎、胃炎、胃溃疡、胃肠功能紊乱等。另外，服用某些药物也可能引起口臭。

此处所讲的口臭主要针对由于胃部炎症及内分泌因素造成的口臭，口腔内因素造成的口臭不属于我们所谈的范畴。

二、腹部按摩调理方法

（一）腹部操作

01 直推三经五线各 9 次

位置：足阳明胃经、足太阴脾经、任脉三条经五条线。

手法操作：用全手掌或双手拇指从鸠尾或胸胁沿任脉、足阳明胃经、足太阴脾经单方向直线

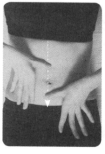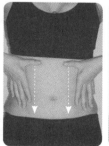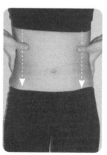

推动至阴毛际处。推动时手指在前，掌根在后，力度应轻而不浮、重而不滞。

02 摩腹

（1）以脐部为中心，用左手或右手的劳宫穴对准脐部，或单手或双手叠加逆时针按揉 36 次，再顺时针按揉 18 次。

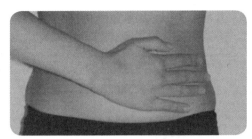

（2）单手或双手叠加沿着升结肠、横结肠、降结肠、乙状结肠、耻骨联合、升结肠，做顺时针摩法 36 次，腹泻者则逆时针。

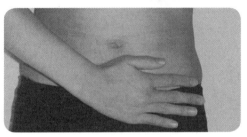

03 分推两胁各 9 次

位置：胸部正中线剑突部沿肋弓至腹部两侧。
手法操作：用双手手掌自胸部正中线沿肋弓向两侧分推 9 次。

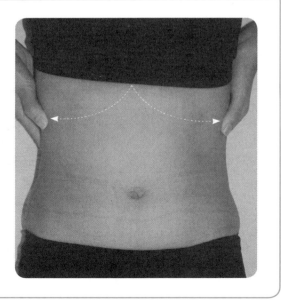

（二）腹部点穴

01 水分

位置：脐上1寸。

手法操作：双手中指指腹叠加点按穴位，调匀呼吸，呼气时用力向下按，吸气时持力不再用力。如此操作7息而止。

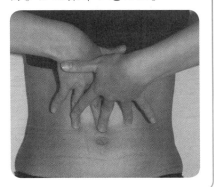

02 肓俞

位置：脐旁0.5寸。

手法操作：双手中指指腹分别点按左侧和右侧的肓俞穴，呼气时用力向下按，吸气时则持力不再用力。如此操作7息而止。

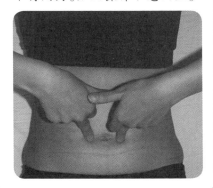

03 天枢

位置：脐中旁开2寸。

手法操作：双手中指指腹分别点按右侧和左侧天枢穴，呼气时用力向下按，吸气时则持力不再用力。如此操作7息而止。

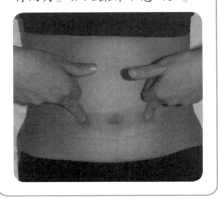

04 气海

位置：脐下1.5寸。

手法操作：双手中指指腹叠加点按气海穴，呼气时用力向下按，吸气时则持力不再用力。如此操作7息而止。

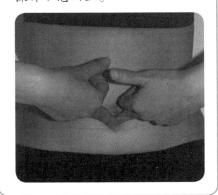

05 中脘

位置：脐上 4 寸。

手法操作：双手中指指腹叠加点按中脘穴，调匀呼吸，呼气时用力向下按，吸气时持力不再用力。如此操作 7 息而止。

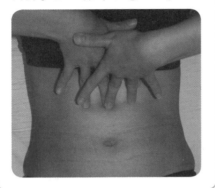

06 巨阙

位置：前正中线脐上 6 寸。

手法操作：双手中指指腹叠加点按巨阙穴，调匀呼吸，呼气时用力向下按，吸气时持力不再用力。如此操作 7 息而止。

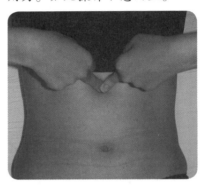

07 梁门

位置：脐上 4 寸，旁开 2 寸。

手法操作：双手中指指腹分别点按梁门穴，调匀呼吸，呼气时用力向下按，吸气时持力不再用力。如此操作 7 息而止。

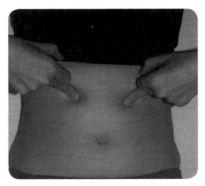

08 外陵

位置：脐下 1 寸，距正中线 2 寸。

手法操作：双手中指指腹分别点按右侧和左侧外陵穴，呼气时用力向下按，吸气时则持力不再用力。如此操作 7 息而止。

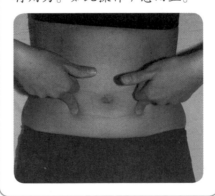

09 关元

位置：脐正中下 3 寸。

手法操作：双手中指指腹叠加点按关元穴，呼气时用力向下按，吸气时则持力不再用力。如此操作 7 息而止。

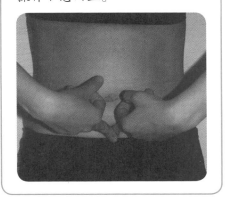

10 章门

位置：人体的侧腹部第 11 肋游离端的下方。

手法操作：双手中指指腹分别点按左侧和右侧的章门穴，呼气时用力向下按，吸气时则持力不再用力。如此操作 7 息而止。

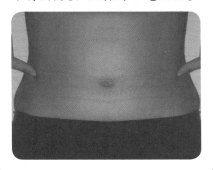

（三）下肢辅助手法

01 血海

位置：髌底内侧端上方 2 寸处。

手法操作：用拇指垂直点按在穴位上，横向拨揉穴位。

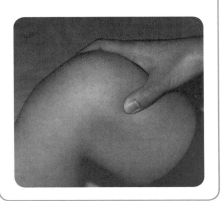

02 阴陵泉

位置：胫骨内侧髁后下方凹陷处。

手法操作：用拇指垂直点按在穴位上，沿胫骨方向上下拨揉穴位。

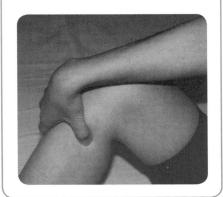

03 地机

位置：阴陵泉穴下 3 寸。

手法操作：用拇指垂直点按在穴位上，沿胫骨方向上下拨揉穴位。

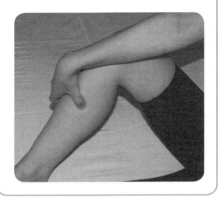

04 三阴交

位置：内踝尖上 3 寸，胫骨内侧面后缘。

手法操作：用拇指垂直点按在穴位上，沿胫骨方向上下拨揉穴位。

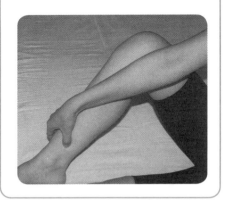

05 太冲

位置：足背第 1、2 跖骨结合部之前凹陷中，或指压有动脉搏动。

手法操作：用食指垂直点按穴位，以酸胀为度。

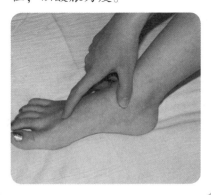

06 足三里

位置：外侧胫骨平台缘下 3 寸，胫骨前嵴外一横指。

手法操作：用拇指垂直点按在穴位上，沿胫骨方向上下揉拨穴位；肌肉丰厚者，用半握拳叩击穴位。

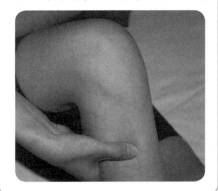

07 足临泣

位置：足背外侧，第 4、5 跖骨底结合部的前方。

手法操作：用食指垂直点按穴位，以酸胀为度。

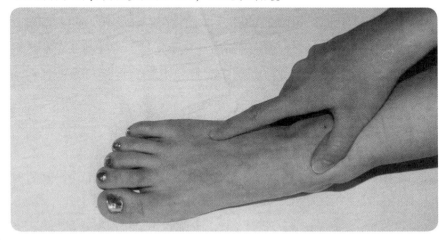

提醒：如若症状减缓不多，可重复以上操作 2 ～ 3 遍。

（四）善后手法

1. 行下肢推按放松手法，最后揉擦涌泉穴数次。

2. 行上肢肌肉放松手法，最后揉擦劳宫穴数次。

3. 点掐或捻揉十指井穴，激发经气，促进末梢血液循环。

（五）背部闺蜜助帮法

从大椎穴水平段至臀部沿膀胱经及督脉要做拨、摩、啄、捏、拍法各 3 遍，在肝俞、胆俞、脾俞、胃俞、肾俞可多做几遍，重点按擦八髎穴及腰骶部。

三、其他调理方法

如果口臭比较顽固，推荐中药制剂如清胃散或补中益气丸等，但应由中医师辨证治疗为好。

恶心

恶心是一种可以引起呕吐冲动的胃内不适感，常为呕吐的前驱感觉，但也可单独出现。主要表现为上腹部的特殊不适感，常伴有头晕、流涎、脉搏缓慢、血压降低等迷走神经兴奋症状。中医学将其归为胃气上逆的范畴。

一、病因病机

1. 由于感受寒邪，引起水饮凝滞胃内而引起恶心。

2. 服用某些抗生素、消化不良，或者误食有毒食物，都会出现暂时性恶心、干呕症状。

3. 肝气郁滞，郁而化火，横逆犯胃，木郁克土，也会造成恶心症状。

二、腹部按摩调理方法

（一）腹部操作

01 直推三经五线各 9 次

位置：足阳明胃经、足太阴脾经、任脉三条经五条线。
手法操作：用全手掌或双手拇指从鸠尾或胸胁沿任脉、足阳明胃经、足太阴脾经单方向直线推动至阴毛际处。推动时手指在前，掌根在后，力度应轻而不浮、重而不滞。

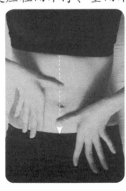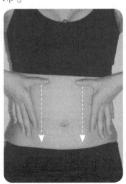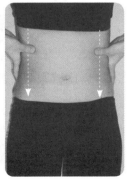

02 摩腹

（1）以脐部为中心，用左手或右手的劳宫穴对准脐部，或单手或双手叠加逆时针按揉 36 次，再顺时针按揉 18 次。

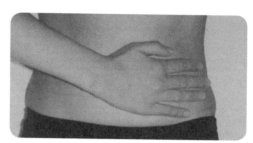

（2）单手或双手叠加沿着升结肠、横结肠、降结肠、乙状结肠、耻骨联合、升结肠，做顺时针摩法 36 次，腹泻者则逆时针。

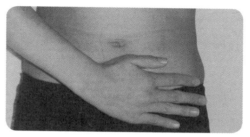

03 分推两胁各 9 次

位置：胸部正中线剑突部沿肋弓至腹部两侧。
手法操作：用双手手掌自胸部正中线沿肋弓向两侧分推 9 次。

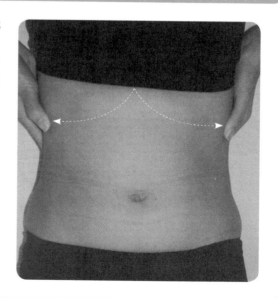

（二）腹部点穴

01 水分

位置：脐上 1 寸。

手法操作：双手中指指腹叠加点按穴位，调匀呼吸，呼气时用力向下按，吸气时持力不再用力。如此操作 7 息而止。

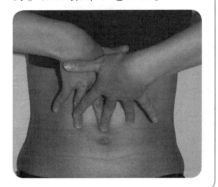

02 肓俞

位置：脐旁 0.5 寸。

手法操作：双手中指指腹分别点按左侧和右侧的肓俞穴，呼气时用力向下按，吸气时则持力不再用力。如此操作 7 息而止。

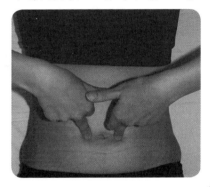

03 天枢

位置：脐中旁开 2 寸。

手法操作：双手中指指腹分别点按右侧和左侧天枢穴，呼气时用力向下按，吸气时则持力不再用力。如此操作 7 息而止。

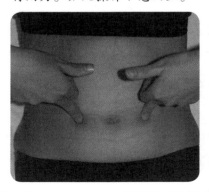

04 气海

位置：脐下 1.5 寸。

手法操作：双手中指指腹叠加点按气海穴，呼气时用力向下按，吸气时则持力不再用力。如此操作 7 息而止。

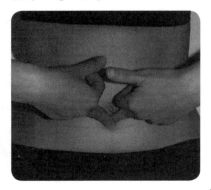

05 中脘

位置：脐上 4 寸。

手法操作：双手中指指腹叠加点按中脘穴，调匀呼吸，呼气时用力向下按，吸气时持力不再用力。如此操作 7 息而止。

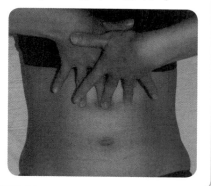

06 巨阙

位置：前正中线脐上 6 寸。

手法操作：双手中指指腹叠加点按巨阙穴，调匀呼吸，呼气时用力向下按，吸气时持力不再用力。如此操作 7 息而止。

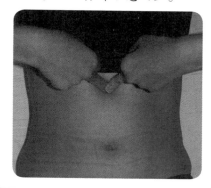

07 梁门

位置：脐上 4 寸，旁开 2 寸。

手法操作：双手中指指腹分别点按梁门穴，调匀呼吸，呼气时用力向下按，吸气时持力不再用力。如此操作 7 息而止。

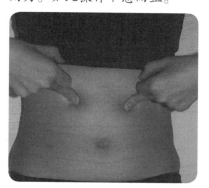

08 日月

位置：正中线旁开 4 寸，乳头正下方与第 7 肋间隙的交接点。

手法操作：双手中指指腹分别点揉左侧和右侧的日月穴。如此操作 7 息而止。

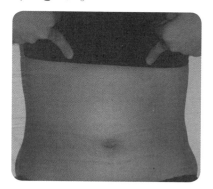

09 外陵

位置：脐下 1 寸，距正中线 2 寸。
手法操作：双手中指指腹分别点按右侧和左侧外陵穴，呼气时用力向下按，吸气时则持力不再用力。如此操作 7 息而止。

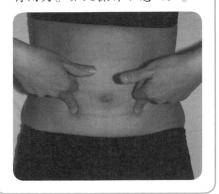

10 关元

位置：脐正中下 3 寸。
手法操作：双手中指指腹叠加点按关元穴，呼气时用力向下按，吸气时则持力不再用力。如此操作 7 息而止。

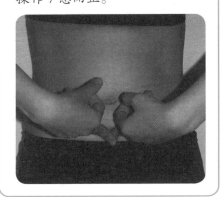

11 章门

位置：人体的侧腹部第 11 肋游离端的下方。
手法操作：双手中指指腹分别点按左侧和右侧的章门穴，呼气时用力向下按，吸气时则持力不再用力。如此操作 7 息而止。

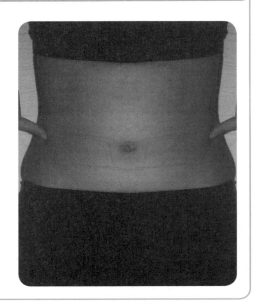

（三）下肢辅助手法

01 血海

位置：髌底内侧端上方 2 寸处。
手法操作：用拇指垂直点按在穴位上，横向拨揉穴位。

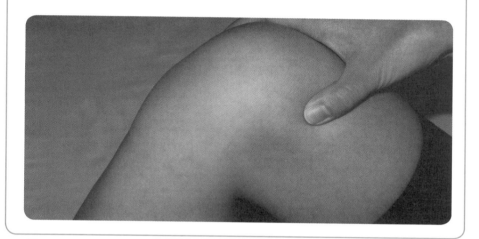

02 阴陵泉

位置：胫骨内侧髁后下方凹陷处。
手法操作：用拇指垂直点按在穴位上，沿胫骨方向上下拨揉穴位。

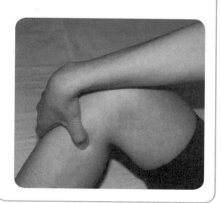

03 地机

位置：阴陵泉穴下 3 寸。
手法操作：用拇指垂直点按在穴位上，沿胫骨方向上下拨揉穴位。

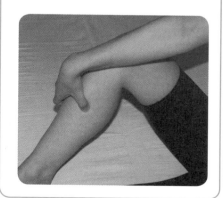

04 三阴交

位置：内踝尖上 3 寸，胫骨内侧面后缘。

手法操作：用拇指垂直点按在穴位上，沿胫骨方向上下拨揉穴位。

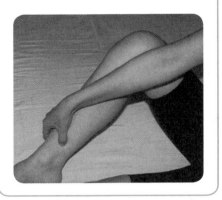

05 太冲

位置：足背第 1、2 跖骨结合部之前凹陷中，或指压有动脉搏动。

手法操作：用食指垂直点按穴位，以酸胀为度。

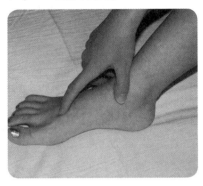

06 足三里

位置：外侧胫骨平台缘下 3 寸，胫骨前嵴外一横指。

手法操作：用拇指垂直点按在穴位上，沿胫骨方向上下揉拨穴位；肌肉丰厚者，用半握拳叩击穴位。

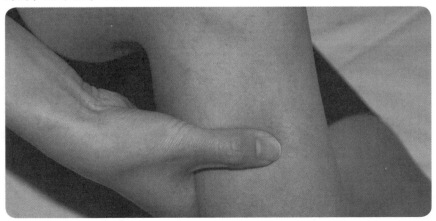

07 足临泣

位置：足背外侧，第4、5跖骨底结合部的前方。
手法操作：用食指垂直点按穴位，以酸胀为度。

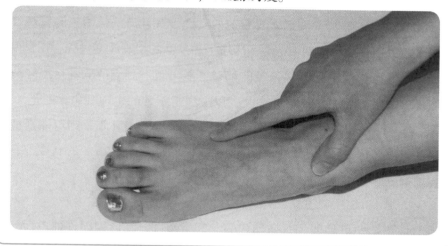

提醒：如若症状减缓不多，可重复以上操作2～3遍。

（四）善后手法

1.行下肢推按放松手法，最后揉擦涌泉穴数次。

2.行上肢肌肉放松手法，最后揉擦劳宫穴数次。

3.点掐或捻揉十指井穴，激发经气，促进末梢血液循环。

（五）背部闺蜜助帮法

从大椎穴水平段至臀部沿膀胱经及督脉要做拨、摩、啄、捏、拍法各3遍，在肝俞、胆俞、脾俞、胃俞、肾俞可多做几遍，重点按擦八髎穴及腰骶部。

三、其他调理方法

平时注意饮食调理，切忌暴饮暴食。平时可以多吃一些理气的药食，在此推荐生姜水，不仅降逆，还可温胃。

乳腺增生

正常情况下，每一位进入青春期的女性，其乳房的腺泡、腺管和纤维组织，在每一个月经周期中都要经历增生和复原的组织改变过程，正是由于这种改变，女性朋友在每次月经前都有可能出现一侧或两侧乳房或轻或重的胀痛，月经过后胀痛又自然消失，以上属于正常的生理现象。但是，长期工作紧张、情绪抑郁或过激、高龄未婚、产后不哺乳等，则可能造成乳腺组织复原障碍，久之便形成乳腺增生。据调查，约有 75% 的女性都有不同程度的乳腺增生。

一、病因病机

乳腺增生与肝功能失常密切相关。肝主情志，女性多因忧郁思虑，以致肝失条达，心脾郁结，痰浊阻塞乳络而成结肿。若久病或房事不节，损及肝肾，以致阴虚血少，经脉失养而成瘤疾，则一般非按摩所能及。

二、腹部按摩调理方法

（一）腹部操作

01 直推三经五线各 9 次

位置：足阳明胃经、足太阴脾经、任脉三条经五条线。

手法操作：用全手掌或双手拇指从鸠尾或胸胁沿任脉、足阳明胃经、足太阴脾经单方向直线推动至阴毛际处。推动时手指在前，掌根在后，力度应轻而不浮、重而不滞。

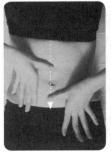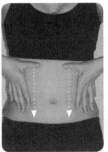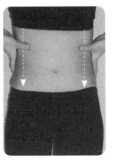

02 摩腹

（1）以脐部为中心，用左手或右手的劳宫穴对准脐部，或单手或双手叠加逆时针按揉 36 次，再顺时针按揉 18 次。

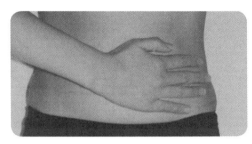

（2）单手或双手叠加沿着升结肠、横结肠、降结肠、乙状结肠、耻骨联合、升结肠，做顺时针摩法 36 次，腹泻者则逆时针。

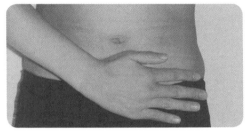

03 分推两胁各 9 次

位置：胸部正中线剑突部沿肋弓至腹部两侧。
手法操作：用双手手掌自胸部正中线沿肋弓向两侧分推 9 次。

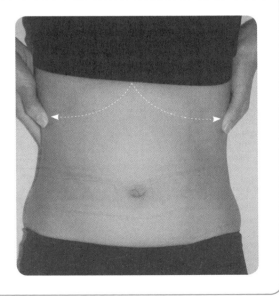

（二）腹部点穴

01 水分

位置：脐上 1 寸。

手法操作：双手中指指腹叠加点按穴位，调匀呼吸，呼气时用力向下按，吸气时持力不再用力。如此操作 7 息而止。

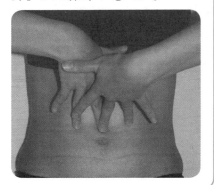

02 肓俞

位置：脐旁 0.5 寸。

手法操作：双手中指指腹分别点按左侧和右侧的肓俞穴，呼气时用力向下按，吸气时则持力不再用力。如此操作 7 息而止。

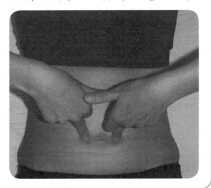

03 天枢

位置：脐中旁开 2 寸。

手法操作：双手中指指腹分别点按右侧和左侧天枢穴，呼气时用力向下按，吸气时则持力不再用力。如此操作 7 息而止。

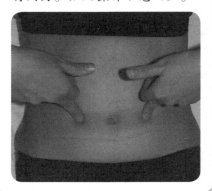

04 气海

位置：脐下 1.5 寸。

手法操作：双手中指指腹叠加点按气海穴，呼气时用力向下按，吸气时则持力不再用力。如此操作 7 息而止。

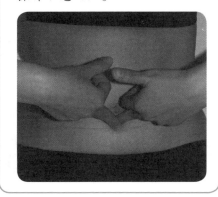

05 中脘

位置：脐上 4 寸。

手法操作：双手中指指腹叠加点按中脘穴，调匀呼吸，呼气时用力向下按，吸气时持力不再用力。如此操作 7 息而止。

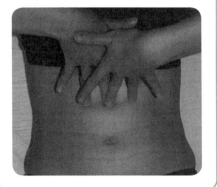

06 日月

位置：正中线旁开 4 寸，乳头正下方与第 7 肋间隙的交接点。

手法操作：双手中指指腹分别点揉左侧和右侧的日月穴。如此操作 7 息而止。

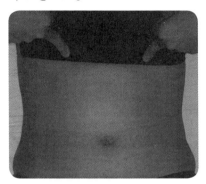

07 归来

位置：脐中下 4 寸，距前正中线 2 寸。

手法操作：双手中指指腹分别点按右侧和左侧的归来穴，呼气时用力向下按，吸气时则持力不再用力。如此操作 7 息而止。

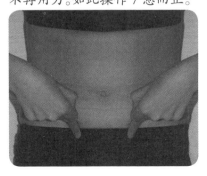

08 关元

位置：脐正中下 3 寸。

手法操作：双手中指指腹叠加点按关元穴，呼气时用力向下按，吸气时则持力不再用力。如此操作 7 息而止。

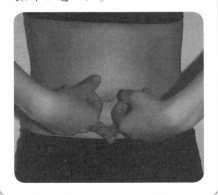

09 章门

位置：人体的侧腹部第 11 肋游离端的下方。

手法操作：双手中指指腹分别点按左侧和右侧的章门穴，呼气时用力向下按，吸气时则持力不再用力。如此操作 7 息而止。

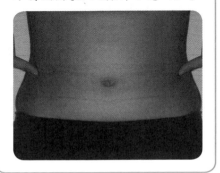

10 带脉

位置：第 11 肋游离端下方垂线与脐水平线的交点上。

手法操作：双手中指指腹分别点按右侧和左侧带脉穴，呼气时用力向下按，吸气时则持力不再用力。如此操作 7 息而止。

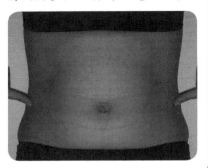

11 中府

位置：云门下 1 寸，平第 1 肋间隙，距正中线 6 寸。

手法操作：用左右手的中指分别点按揉对侧的中府穴。

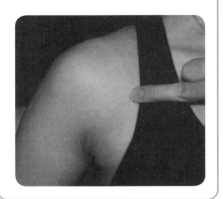

12 大包

位置：身体侧边，腋中线上，当第 6 肋间隙，脾之大络。

手法操作：用左右手的中指分别点按揉对侧的大包穴。

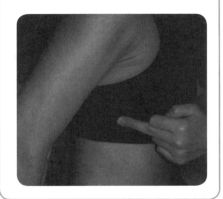

13 膻中

位置：前正中线上，平第4肋间，两乳头连线的中点。

手法操作：在膻中穴及旁边胸骨与肋软骨的交界处，用中指轻擦或轻刮。

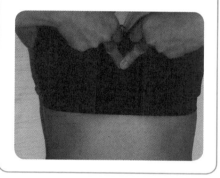

14 乳房

手法操作：以手抚按对侧乳房，力度适中，沿由外到内的顺序围绕乳房按揉，同时注意乳房的上部和外围，如果手下有硬结、肿块等触感，排除非病理因素后应予以重视。

（三）下肢辅助手法

01 血海

位置：髌底内侧端上方2寸处。

手法操作：用拇指垂直点按在穴位上，横向拨揉穴位。

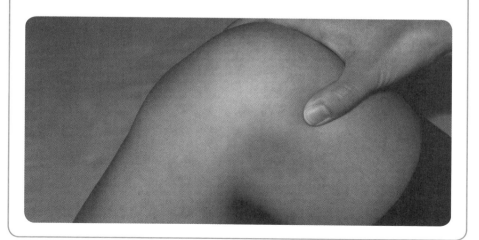

02 阴陵泉

位置：胫骨内侧髁后下方凹陷处。

手法操作：用拇指垂直点按在穴位上，沿胫骨方向上下拨揉穴位。

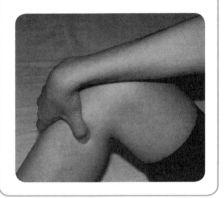

03 地机

位置：阴陵泉穴下 3 寸。

手法操作：用拇指垂直点按在穴位上，沿胫骨方向上下拨揉穴位。

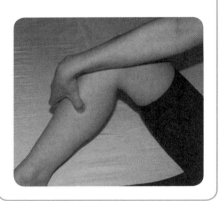

04 三阴交

位置：内踝尖上 3 寸，胫骨内侧面后缘。

手法操作：用拇指垂直点按在穴位上，沿胫骨方向上下拨揉穴位。

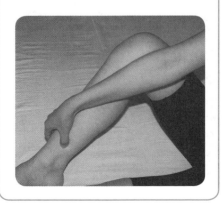

05 太冲

位置：足背第 1、2 跖骨结合部之前凹陷中，或指压有动脉搏动。

手法操作：用食指垂直点按穴位，以酸胀为度。

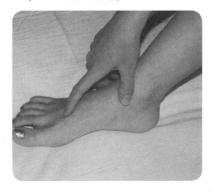

06 足三里

位置：外侧胫骨平台缘下 3 寸，胫骨前嵴外一横指。

手法操作：用拇指垂直点按在穴位上，沿胫骨方向上下揉拨穴位；肌肉丰厚者，用半握拳叩击穴位。

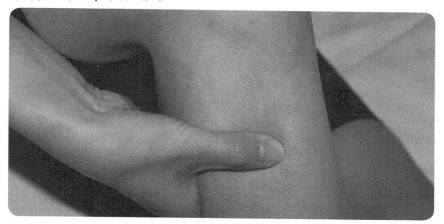

07 足临泣

位置：足背外侧，第 4、5 跖骨底结合部的前方。

手法操作：用食指垂直点按穴位，以酸胀为度。

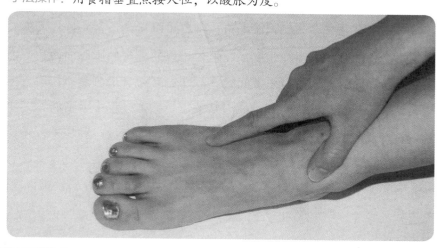

提醒：如若症状减缓不多，可重复以上操作 2 ~ 3 遍。

（四）善后手法

1. 行下肢推按放松手法，最后揉擦涌泉穴数次。

2. 行上肢肌肉放松手法，最后揉擦劳宫穴数次。

3. 点掐或捻揉十指井穴，激发经气，促进末梢血液循环。

（五）背部闺蜜助帮法

从大椎穴水平段至臀部沿膀胱经及督脉要做拨、摩、啄、捏、拍法各3遍，在肺俞、厥阴俞、肝俞、胆俞、脾俞、胃俞、肾俞可多做几遍，重点按擦八髎穴及腰骶部。

三、其他调理方法

1. 心理调摄。既然坏情绪是乳腺增生的起因，那最佳治疗方法便是调心了。心情好了，肝气才能四通八达。挖掘一下自己的兴趣特长，在家读书、外出运动都是令自己乐观豁达的好方法。

2. 除了恰当使用穴位，建议女性朋友常备加味逍遥丸。感到乳房胀痛时，吃上1袋。平时用橘核或者玫瑰花泡水喝，也可以疏理肝气。

3. 每月定期自我检查。最好每次都在月经刚结束的时候进行，时间相同便于比较。检查方法：先用手按压乳房组织，接着在乳房上画圈，然后继续按压乳房组织，尤其注意检查乳房的上部和外围，大约一半的肿瘤生长在这些地方。睡觉前，躺在床上可以进行更细致的检查。检查右乳时在左肩下垫个枕头，把右手放于脑后，这样可以使乳房的脂肪向两边分散，乳腺更容易触碰到。先用左手中间的3根手指环绕乳房画圈，然后自上而下按压乳房，接着从乳头向外呈放射状按压。整个过程中手指始终不要离开乳房。重复以上动作检查左乳。除了检查乳房内有没有肿块外，还要注意乳头有无异样分泌物。

4. 除了自我检查以外，过了20岁的妇女应每隔3年做一次乳房透视检查，40岁以后最好每年都要做。

慢性妇科炎症

妇科炎症是女性生殖器官炎症的总称，具体包括外阴炎、阴道炎、宫颈炎、附件炎、盆腔炎等。虽然现在卫生条件好多了，但是这些炎症有增无减，仍旧是很多女性朋友难以启齿的困扰。尤其是急性炎症未能得到治愈，日久则可转化为慢性炎症，难以根治。

慢性妇科炎症的特点：首先病程超过 3 个月，其次伴有白带异常，腰部酸痛，小腹坠胀，阴部疼痛或瘙痒，尿急、尿涩等。

一、病因病机

1. 素体虚弱，经期卫生保健不当，或不洁性生活，或者产后、宫腔内手术处置不当，由于身体免疫力不足，正气不足，邪气入犯，形成感染。

2. 女子容易受七情影响，七情耗气，伤及脾胃，日久气血生化之源不足，气血不足，卫外阳气不能固护表阳，致使身体易受外邪所扰，或因正气不足，脾胃虚弱，水湿内停，积久化热，形成炎症。

二、腹部按摩调理方法

（一）腹部操作

01 直推三经五线各 9 次

位置：足阳明胃经、足太阴脾经、任脉三条经五条线。

手法操作：用全手掌或双手拇指从鸠尾或胸胁沿任脉、足阳明胃经、足太阴脾经单方向直线

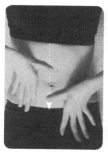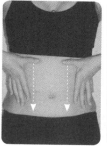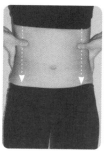

推动至阴毛际处。推动时手指在前，掌根在后，力度应轻而不浮、重而不滞。

02 摩腹

（1）以脐部为中心，用左手或右手的劳宫穴对准脐部，或单手或双手叠加逆时针按揉 36 次，再顺时针按揉 18 次。

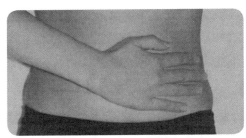

（2）单手或双手叠加沿着升结肠、横结肠、降结肠、乙状结肠、耻骨联合、升结肠，做顺时针摩法 36 次，腹泻者则逆时针。

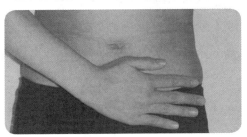

03 分推两胁各 9 次

位置：胸部正中线剑突部沿肋弓至腹部两侧。
手法操作：用双手手掌自胸部正中线沿肋弓向两侧分推 9 次。

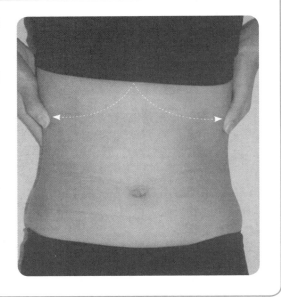

（二）腹部点穴

01 水分

位置：脐上 1 寸。

手法操作：双手中指指腹叠加点按穴位，调匀呼吸，呼气时用力向下按，吸气时持力不再用力。如此操作 7 息而止。

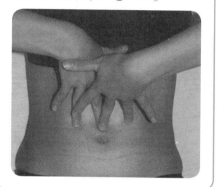

02 肓俞

位置：脐旁 0.5 寸。

手法操作：双手中指指腹分别点按左侧和右侧的肓俞穴，呼气时用力向下按，吸气时则持力不再用力。如此操作 7 息而止。

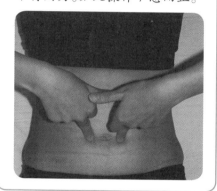

03 天枢

位置：脐中旁开 2 寸。

手法操作：双手中指指腹分别点按右侧和左侧天枢穴，呼气时用力向下按，吸气时则持力不再用力。如此操作 7 息而止。

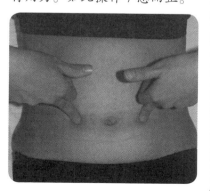

04 气海

位置：脐下 1.5 寸。

手法操作：双手中指指腹叠加点按气海穴，呼气时用力向下按，吸气时则持力不再用力。如此操作 7 息而止。

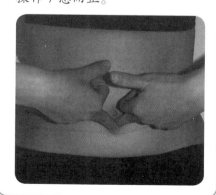

05 中脘

位置：脐上 4 寸。

手法操作：双手中指指腹叠加点按中脘穴，调匀呼吸，呼气时用力向下按，吸气时持力不再用力。如此操作 7 息而止。

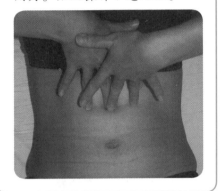

06 水道

位置：脐中下 3 寸，距前正中线 2 寸。

手法操作：双手中指指腹分别点按右侧和左侧的水道穴，呼气时用力向下按，吸气时则持力不再用力。如此操作 7 息而止

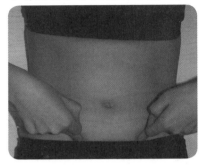

07 关元

位置：脐正中下 3 寸。

手法操作：双手中指指腹叠加点按关元穴，呼气时用力向下按，吸气时则持力不再用力。如此操作 7 息而止。

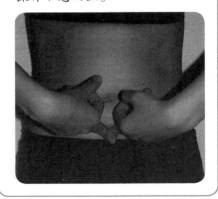

08 带脉

位置：第 11 肋游离端下方垂线与脐水平线的交点上。

手法操作：双手中指指腹分别点按右侧和左侧带脉穴，呼气时用力向下按，吸气时则持力不再用力。如此操作 7 息而止。

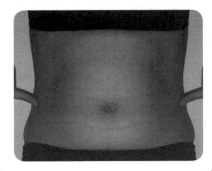

（三）下肢辅助手法

01 血海

位置：髌底内侧端上方 2 寸处。

手法操作：用拇指垂直点按在穴位上，横向拨揉穴位。

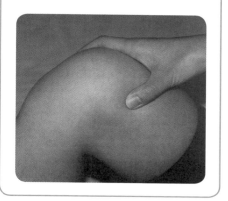

02 阴陵泉

位置：胫骨内侧髁后下方凹陷处。

手法操作：用拇指垂直点按在穴位上，沿胫骨方向上下拨揉穴位。

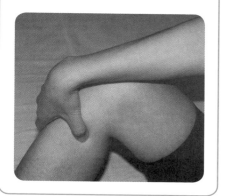

03 地机

位置：阴陵泉穴下 3 寸。

手法操作：用拇指垂直点按在穴位上，沿胫骨方向上下拨揉穴位。

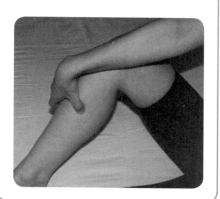

04 三阴交

位置：内踝尖上 3 寸，胫骨内侧面后缘。

手法操作：用拇指垂直点按在穴位上，沿胫骨方向上下拨揉穴位。

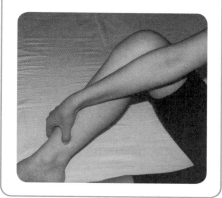

05 太冲

位置：足背第 1、2 跖骨结合部之前凹陷中，或指压有动脉搏动。
手法操作：用食指垂直点按穴位，以酸胀为度。

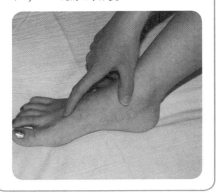

06 足三里

位置：外侧胫骨平台缘下 3 寸，胫骨前嵴外一横指。
手法操作：用拇指垂直点按在穴位上，沿胫骨方向上下揉拨穴位；肌肉丰厚者，用半握拳叩击穴位。

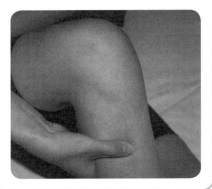

07 足临泣

位置：足背外侧，第 4、5 跖骨底结合部的前方。
手法操作：用食指垂直点按穴位，以酸胀为度。

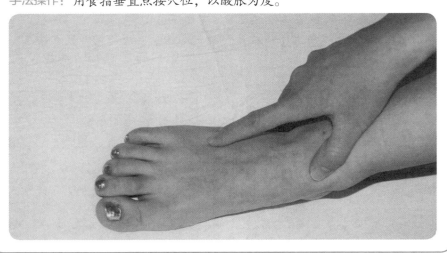

提醒：如若症状减缓不多，可重复以上操作 2 ~ 3 遍。

（四）善后手法

1. 行下肢推按放松手法，最后揉擦涌泉穴数次。

2. 行上肢肌肉放松手法，最后揉擦劳宫穴数次。

3. 点掐或捻揉十指井穴，激发经气，促进末梢血液循环。

（五）背部闺蜜助帮法

从大椎穴水平段至臀部沿膀胱经及督脉要做拨、摩、啄、捏、拍法各 3 遍，在肝俞、胆俞、脾俞、胃俞、肾俞可多做几遍，重点按擦八髎穴及腰骶部。

三、其他调理方法

1. 多食补脾益肾的食物，如大枣、山药、薏苡仁、冬瓜仁、扁豆、绿豆、豇豆、黑木耳、胡桃肉等，少食辛辣和油腻、生冷之品。

2. 内衣要柔软宽松，勤洗勤换，并加以曝晒。保持外阴清洁，但是不能用沐浴液、肥皂或者阴部洗液反复冲洗。选择有质量保证的卫生用品，卫生巾 4 小时换 1 次，非经期尽量不用卫生护垫。

3. 食疗

（1）参苓白果粥（适合于白带量多者，健脾益气，除湿止带）

原料：党参 30 克，茯苓 20 克，白果仁 15 克，粳米 60 克，红糖适量。

方法：先将党参、茯苓冲洗干净，放锅中加水适量，熬 30 分钟后去渣留汁，再将白果仁、粳米淘洗干净，同上述药汁一起煮沸后，小火慢熬至黏稠绵密，加入红糖煮化即可。

（2）金樱双花鸡蛋汤（适合于带下发黄有异味且量多者，清热解毒，祛湿止带）

原料：金银花 15 克，鸡冠花 15 克，金樱子 15 克，鸡蛋 2 个，红糖适量。

方法：先将金樱子捣碎，与二花同放锅内，加水熬 30 分钟，滤取药汁，加红糖煮化，打入鸡蛋，煮至蛋熟即可。

4. 艾灸关元穴或在腰骶部照红外线，配合服用六味地黄丸，效果更好。

痛经

月经期间发生剧烈的小腹疼痛，月经过后自然消失的现象，称为痛经。痛经总会给女性带来许多烦恼，严重者会直接影响工作和生活。

一、病因病机

1.西医学认为是子宫器质性改变和精神、遗传等因素导致，如宫颈狭窄、子宫发育不良等导致血液供应异常和外流受阻。

2.中医学认为多由于气滞血瘀、寒凝血瘀、湿热瘀阻，或者气血不足、肾气亏损导致"不通则痛"或"不荣则痛"。

二、腹部按摩调理方法

（一）腹部操作

01 直推三经五线各 9 次

位置：足阳明胃经、足太阴脾经、任脉三条经五条线。
手法操作：用全手掌或双手拇指从鸠尾或胸胁沿任脉、足阳明胃经、足太阴脾经单方向直线推动至阴毛际处。推动时手指在前，掌根在后，力度应轻而不浮、重而不滞。

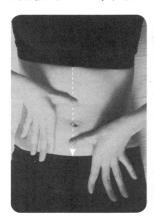
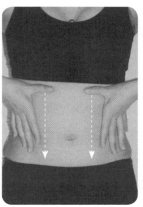
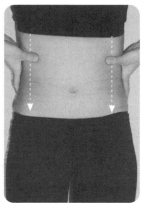

02 摩腹

（1）以脐部为中心，用左手或右手的劳宫穴对准脐部，或单手或双手叠加逆时针按揉 36 次，再顺时针按揉 18 次。

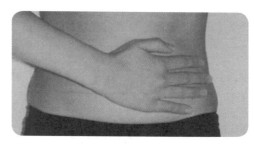

（2）单手或双手叠加沿着升结肠、横结肠、降结肠、乙状结肠、耻骨联合、升结肠，做顺时针摩法 36 次，腹泻者则逆时针。

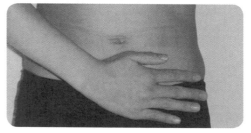

03 分推两胁各 9 次

位置：胸部正中线剑突部沿肋弓至腹部两侧。
手法操作：用双手手掌自胸部正中线沿肋弓向两侧分推 9 次。

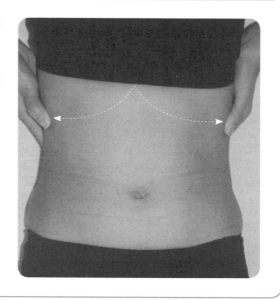

（二）腹部点穴

01 水分

位置：脐上 1 寸。

手法操作：双手中指指腹叠加点按穴位，调匀呼吸，呼气时用力向下按，吸气时持力不再用力。如此操作 7 息而止。

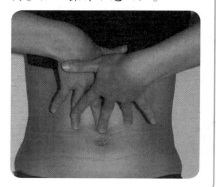

02 肓俞

位置：脐旁 0.5 寸。

手法操作：双手中指指腹分别点按左侧和右侧的肓俞穴，呼气时用力向下按，吸气时则持力不再用力。如此操作 7 息而止。

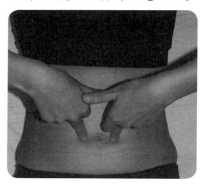

03 天枢

位置：脐中旁开 2 寸。

手法操作：双手中指指腹分别点按右侧和左侧天枢穴，呼气时用力向下按，吸气时则持力不再用力。如此操作 7 息而止。

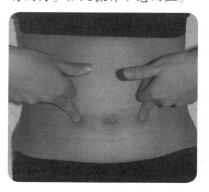

04 气海

位置：脐下 1.5 寸。

手法操作：双手中指指腹叠加点按气海穴，呼气时用力向下按，吸气时则持力不再用力。如此操作 7 息而止。

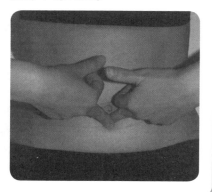

05 中脘

位置：脐上 4 寸。

手法操作：双手中指指腹叠加点按中脘穴，调匀呼吸，呼气时用力向下按，吸气时持力不再用力。如此操作 7 息而止。

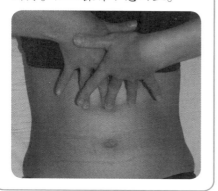

06 归来

位置：脐中下 4 寸，距前正中线 2 寸。

手法操作：双手中指指腹分别点按右侧和左侧的归来穴，呼气时用力向下按，吸气时则持力不再用力。如此操作 7 息而止。

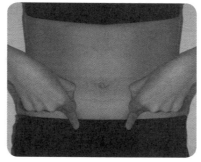

07 关元

位置：脐正中下 3 寸。

手法操作：双手中指指腹叠加点按关元穴，呼气时用力向下按，吸气时则持力不再用力。如此操作 7 息而止。

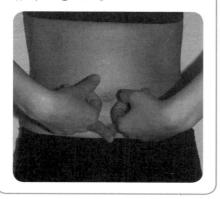

08 曲骨

位置：脐中下 5 寸，耻骨联合上缘毛际处。

手法操作：双手中指指腹叠加点按曲骨穴，呼气时用力向下按，吸气时则持力不再用力。如此操作 7 息而止。

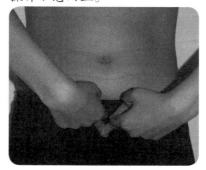

09 带脉

位置：第 11 肋游离端下方垂线与脐水平线的交点上。

手法操作：双手中指指腹分别点按右侧和左侧带脉穴，呼气时用力向下按，吸气时则持力不再用力。如此操作 7 息而止。

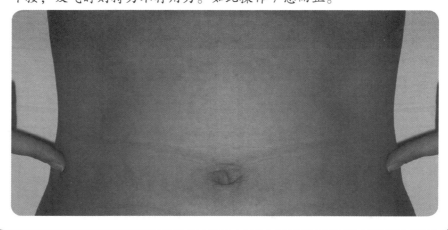

（三）下肢辅助手法

01 血海

位置：髌底内侧端上方 2 寸处。

手法操作：用拇指垂直点按在穴位上，横向拨揉穴位。

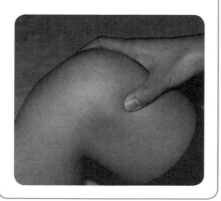

02 阴陵泉

位置：胫骨内侧髁后下方凹陷处。

手法操作：用拇指垂直点按在穴位上，沿胫骨方向上下拨揉穴位。

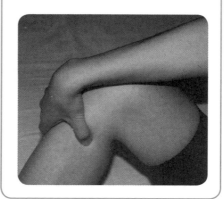

03 地机

位置：阴陵泉穴下 3 寸。

手法操作：用拇指垂直点按在穴位上，沿胫骨方向上下拨揉穴位。

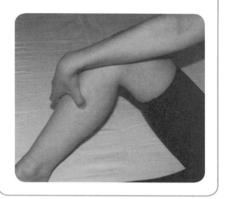

04 三阴交

位置：内踝尖上 3 寸，胫骨内侧面后缘。

手法操作：用拇指垂直点按在穴位上，沿胫骨方向上下拨揉穴位。

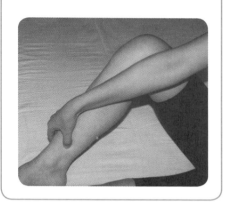

05 太冲

位置：足背第 1、2 跖骨结合部之前凹陷中，或指压有动脉搏动。

手法操作：用食指垂直点按穴位，以酸胀为度。

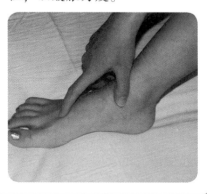

06 足三里

位置：外侧胫骨平台缘下 3 寸，胫骨前嵴外一横指。

手法操作：用拇指垂直点按在穴位上，沿胫骨方向上下揉拨穴位；肌肉丰厚者，用半握拳叩击穴位。

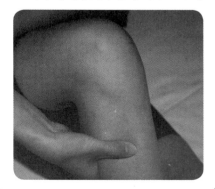

07 足临泣

位置：足背外侧，第4、5跖骨底结合部的前方。
手法操作：用食指垂直点按穴位，以酸胀为度。

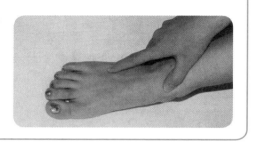

提醒：如若症状减缓不多，可重复以上操作2～3遍。

（四）善后手法

1. 行下肢推按放松手法，最后揉擦涌泉穴数次。

2. 行上肢肌肉放松手法，最后揉擦劳宫穴数次。

3. 点掐或捻揉十指井穴，激发经气，促进末梢血液循环。

（五）背部闺蜜助帮法

从大椎穴水平段至臀部沿膀胱经及督脉要做拨、摩、啄、捏、拍法各3遍，在肝俞、胆俞、脾俞、胃俞、肾俞可多做几遍，重点按擦八髎穴及腰骶部。

三、其他调理方法

1. 以上任脉诸穴也可以用艾条点燃后对穴位进行施灸，保持10～15厘米的距离，随着皮肤温度调整艾条的高度，使穴位一直处于温热舒服的状态。

2. 痛经伴经期错乱，并见血块者，可选择山楂红糖饮。生山楂肉50克，红糖40克，一起煮沸，趁热饮用。

3. 在经期前，若已有腹痛及紧张感，可服用一些维生素和微量元素。B族维生素能够稳定情绪，有助于睡眠，同时也能减轻腹部疼痛。可以多食用含维生素 B$_6$ 的动物肝、金枪鱼、沙丁鱼、大豆、蘑菇等，痛经严重者可适当补充维生素 B$_6$ 片剂。

4. 饮食以清淡为主，尤其避免进食生冷食品。

5. 经期避免精神刺激和过度疲劳，防止受凉或过食生冷。不要轻易使用镇痛药，除非达到难以忍受的程度，最好选择非成瘾性镇痛药。

月经不调

许多女性有月经不调的问题。月经不调包括月经经期及周期不规律，经量异常，经期身体有不适感等。

一、病因病机

1. 工作忙碌，休息不足，久而久之可能出现月经不调。

2. 女性过于肥胖容易患月经不调。

3. 感受寒邪，阳气耗损，久而久之，可能引发月经不调等妇科疾病。

二、腹部按摩调理方法

（一）腹部操作

01 直推三经五线各 9 次

位置：足阳明胃经、足太阴脾经、任脉三条经五条线。
手法操作：用全手掌或双手拇指从鸠尾或胸胁沿任脉、足阳明胃经、足太阴脾经单方向直线推动至阴毛际处。推动时手指在前，掌根在后，力度应轻而不浮、重而不滞。

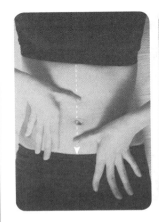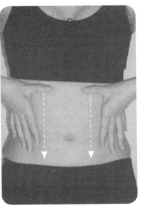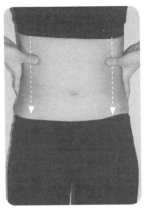

02 摩腹

（1）以脐部为中心，用左手或右手的劳宫穴对准脐部，或单手或双手叠加逆时针按揉 36 次，再顺时针按揉 18 次。

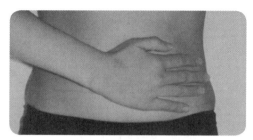

（2）单手或双手叠加沿着升结肠、横结肠、降结肠、乙状结肠、耻骨联合、升结肠，做顺时针摩法 36 次，腹泻者则逆时针。

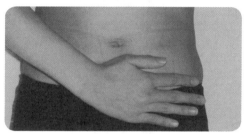

03 分推两胁各 9 次

位置：胸部正中线剑突部沿肋弓至腹部两侧。
手法操作：用双手手掌自胸部正中线沿肋弓向两侧分推 9 次。

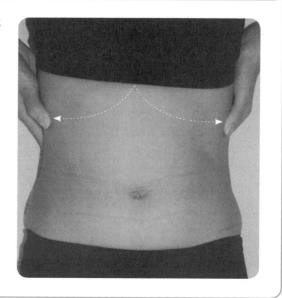

（二）腹部点穴

01 水分

位置：脐上 1 寸。

手法操作：双手中指指腹叠加点按穴位，调匀呼吸，呼气时用力向下按，吸气时持力不再用力。如此操作 7 息而止。

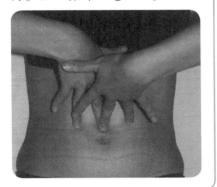

02 肓俞

位置：脐旁 0.5 寸。

手法操作：双手中指指腹分别点按左侧和右侧的肓俞穴，呼气时用力向下按，吸气时则持力不再用力。如此操作 7 息而止。

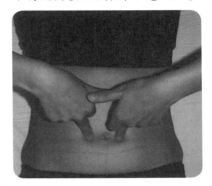

03 天枢

位置：脐中旁开 2 寸。

手法操作：双手中指指腹分别点按右侧和左侧天枢穴，呼气时用力向下按，吸气时则持力不再用力。如此操作 7 息而止。

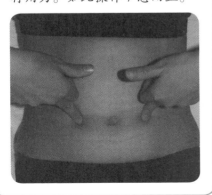

04 气海

位置：脐下 1.5 寸。

手法操作：双手中指指腹叠加点按气海穴，呼气时用力向下按，吸气时则持力不再用力。如此操作 7 息而止。

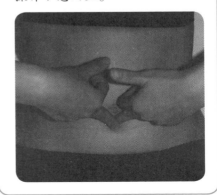

05 中脘

位置：脐上 4 寸。

手法操作：双手中指指腹叠加点按中脘穴，调匀呼吸，呼气时用力向下按，吸气时持力不再用力。如此操作 7 息而止。

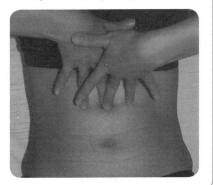

06 归来

位置：脐中下 4 寸，距前正中线 2 寸。

手法操作：双手中指指腹分别点按右侧和左侧的归来穴，呼气时用力向下按，吸气时则持力不再用力。如此操作 7 息而止。

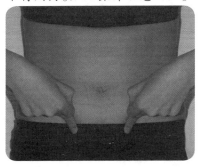

07 关元

位置：脐正中下 3 寸。

手法操作：双手中指指腹叠加点按关元穴，呼气时用力向下按，吸气时则持力不再用力。如此操作 7 息而止。

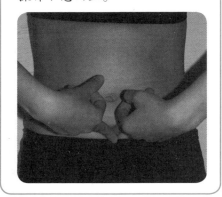

08 带脉

位置：第 11 肋游离端下方垂线与脐水平线的交点上。

手法操作：双手中指指腹分别点按右侧和左侧带脉穴，呼气时用力向下按，吸气时则持力不再用力。如此操作 7 息而止。

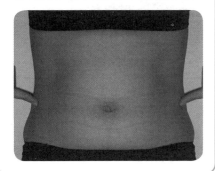

（三）下肢辅助手法

01 血海

位置：髌底内侧端上方 2 寸处。

手法操作：用拇指垂直点按在穴位上，横向拨揉穴位。

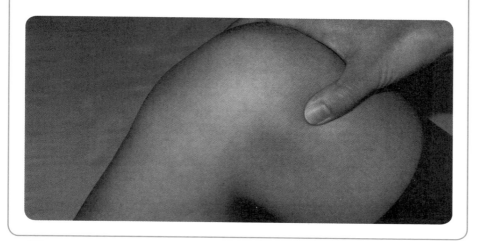

02 阴陵泉

位置：胫骨内侧髁后下方凹陷处。

手法操作：用拇指垂直点按在穴位上，沿胫骨方向上下拨揉穴位。

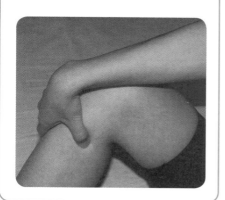

03 地机

位置：阴陵泉穴下 3 寸。

手法操作：用拇指垂直点按在穴位上，沿胫骨方向上下拨揉穴位。

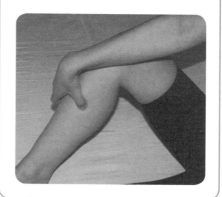

04 三阴交

位置：内踝尖上 3 寸，胫骨内侧面后缘。

手法操作：用拇指垂直点按在穴位上，沿胫骨方向上下拨揉穴位。

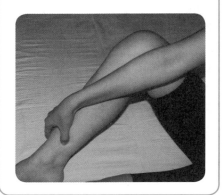

05 太冲

位置：足背第 1、2 跖骨结合部之前凹陷中，或指压有动脉搏动。

手法操作：用食指垂直点按穴位，以酸胀为度。

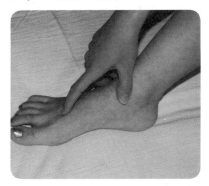

06 足三里

位置：外侧胫骨平台缘下 3 寸，胫骨前嵴外一横指。

手法操作：用拇指垂直点按在穴位上，沿胫骨方向上下揉拨穴位；肌肉丰厚者，用半握拳叩击穴位。

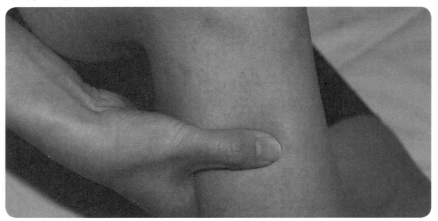

07 足临泣

位置：足背外侧，第 4、5 跖骨底结合部的前方。
手法操作：用食指垂直点按穴位，以酸胀为度。

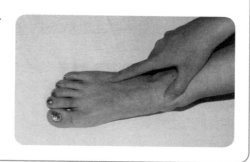

提醒：如若症状减缓不多，可重复以上操作 2～3 遍。

（四）善后手法

1. 行下肢推按放松手法，最后揉擦涌泉穴数次。

2. 行上肢肌肉放松手法，最后揉擦劳宫穴数次。

3. 点掐或捻揉十指井穴，激发经气，促进末梢血液循环。

（五）背部闺蜜助帮法

从大椎穴水平段至臀部沿膀胱经及督脉要做拨、摩、啄、捏、拍法各3遍，在肝俞、胆俞、脾俞、胃俞、肾俞可多做几遍，重点按擦八髎穴及腰骶部。

三、其他调理方法

1. 如果辨证属于虚寒引起的月经不调，在以上任脉诸穴也可以用艾条点燃后对穴位进行施灸，保持 10～15 厘米的距离，随着皮肤温度调整艾条的高度，使穴位一直处于温热舒服的状态。

2. 饮食以清淡为主，尤其避免进食生冷食品。

3. 经期应避免剧烈运动和重体力劳动，严禁性生活。

4. 不要因为疼痛酸胀而捶腰，这反而会加重盆腔充血，同时不利于子宫内膜剥落后创面的修复愈合，导致经量增多。

5. 不要在经期拔牙，因为子宫内膜在经期会释放活血物质，使身体凝血功能降低。

产后体形调护

妇女产后由于生理变化，体态变形是正常现象。但最近一项针对产妇的调查中发现，产妇的体重指数、全身脂肪的百分比、脂肪分布均显著高于正常值，有 87% 的产妇可以诊断为产后肥胖，而真正令人生畏的是肥胖未来可导致"三高"和冠心病等一系列并发症。所以，产后体形调护已成为医学关注的焦点。

一、病因病机

1.生产过程中由于耗气伤血，容易形成气血大亏，亡血伤津，元气受损，致使脏腑功能失调，痰湿积聚，变生肥胖。

2.产后女性心理发生变化，七情伤身，耗伤元气，脾胃受伤，运化无功，变生痰湿瘀浊。

二、腹部按摩调理方法

（一）腹部操作

01 直推三经五线各 9 次

位置：足阳明胃经、足太阴脾经、任脉三条经五条线。

手法操作：用全手掌或双手拇指从鸠尾或胸胁沿任脉、足阳明胃经、足太阴脾经单方向直线推动至阴毛际处。推动时手指在前，掌根在后，力度应轻而不浮、重而不滞。

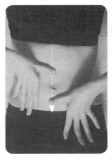
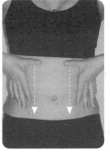
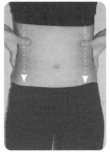

02 摩腹

（1）以脐部为中心，用左手或右手的劳宫穴对准脐部，或单手或双手叠加逆时针按揉 36 次，再顺时针按揉 18 次。

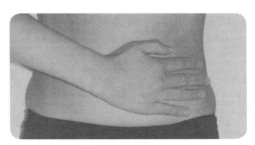

（2）单手或双手叠加沿着升结肠、横结肠、降结肠、乙状结肠、耻骨联合、升结肠，做顺时针摩法 36 次，腹泻者则逆时针。

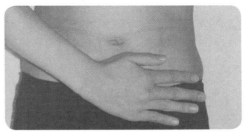

03 分推两胁各 9 次

位置：胸部正中线剑突部沿肋弓至腹部两侧。
手法操作：用双手手掌自胸部正中线沿肋弓向两侧分推 9 次。

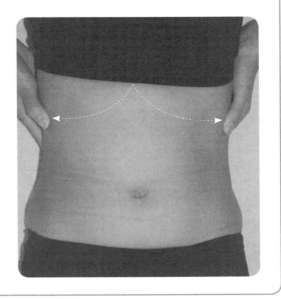

（二）腹部点穴

01 水分

位置：脐上 1 寸。

手法操作：双手中指指腹叠加点按穴位，调匀呼吸，呼气时用力向下按，吸气时持力不再用力。如此操作 7 息而止。

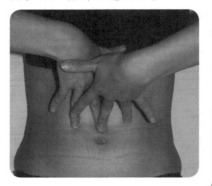

02 肓俞

位置：脐旁 0.5 寸。

手法操作：双手中指指腹分别点按左侧和右侧的肓俞穴，呼气时用力向下按，吸气时则持力不再用力。如此操作 7 息而止。

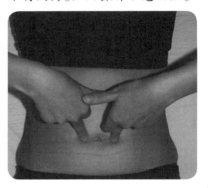

03 天枢

位置：脐中旁开 2 寸。

手法操作：双手中指指腹分别点按右侧和左侧天枢穴，呼气时用力向下按，吸气时则持力不再用力。如此操作 7 息而止。

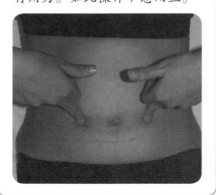

04 气海

位置：脐下 1.5 寸。

手法操作：双手中指指腹叠加点按气海穴，呼气时用力向下按，吸气时则持力不再用力。如此操作 7 息而止。

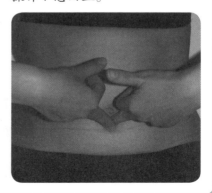

05 中脘

位置：脐上 4 寸。

手法操作：双手中指指腹叠加点按中脘穴，调匀呼吸，呼气时用力向下按，吸气时持力不再用力。如此操作 7 息而止。

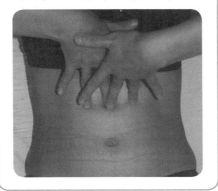

06 巨阙

位置：前正中线脐上 6 寸。

手法操作：双手中指指腹叠加点按巨阙穴，调匀呼吸，呼气时用力向下按，吸气时持力不再用力。如此操作 7 息而止。

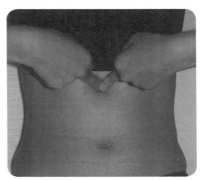

07 梁门

位置：脐上 4 寸，旁开 2 寸。

手法操作：双手中指指腹分别点按梁门穴，调匀呼吸，呼气时用力向下按，吸气时持力不再用力。如此操作 7 息而止。

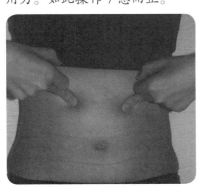

08 外陵

位置：脐下 1 寸，距正中线 2 寸。

手法操作：双手中指指腹分别点按右侧和左侧外陵穴，呼气时用力向下按，吸气时则持力不再用力。如此操作 7 息而止。

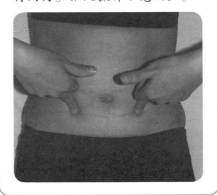

09 关元

位置：脐正中下 3 寸。

手法操作：双手中指指腹叠加点按关元穴，呼气时用力向下按，吸气时则持力不再用力。如此操作 7 息而止。

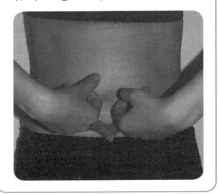

10 带脉

位置：第 11 肋游离端下方垂线与脐水平线的交点上。

手法操作：双手中指指腹分别点按右侧和左侧带脉穴，呼气时用力向下按，吸气时则持力不再用力。如此操作 7 息而止。

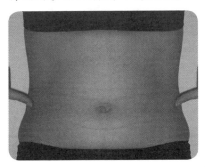

（三）下肢辅助手法

01 血海

位置：髌底内侧端上方 2 寸处。

手法操作：用拇指垂直点按在穴位上，横向拨揉穴位。

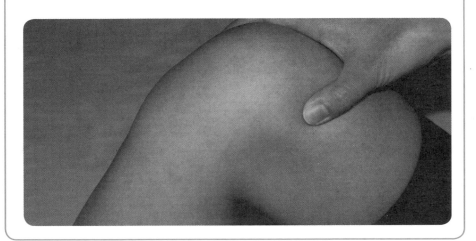

02 阴陵泉

位置：胫骨内侧髁后下方凹陷处。

手法操作：用拇指垂直点按在穴位上，沿胫骨方向上下拨揉穴位。

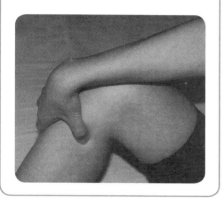

03 地机

位置：阴陵泉穴下 3 寸。

手法操作：用拇指垂直点按在穴位上，沿胫骨方向上下拨揉穴位。

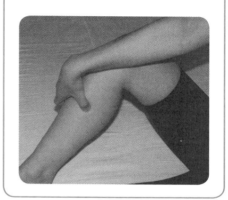

04 三阴交

位置：内踝尖上 3 寸，胫骨内侧面后缘。

手法操作：用拇指垂直点按在穴位上，沿胫骨方向上下拨揉穴位。

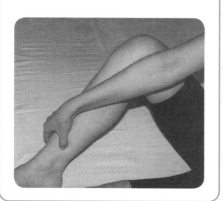

05 太冲

位置：足背第 1、2 跖骨结合部之前凹陷中，或指压有动脉搏动。

手法操作：用食指垂直点按穴位，以酸胀为度。

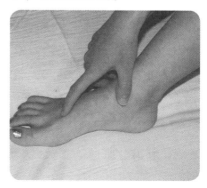

06 足三里

位置：外侧胫骨平台缘下 3 寸，胫骨前嵴外一横指。

手法操作：用拇指垂直点按在穴位上，沿胫骨方向上下揉拨穴位；肌肉丰厚者，用半握拳叩击穴位。

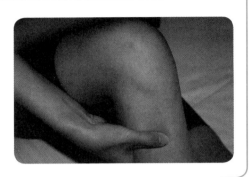

07 足临泣

位置：足背外侧，第 4、5 跖骨底结合部的前方。

手法操作：用食指垂直点按穴位，以酸胀为度。

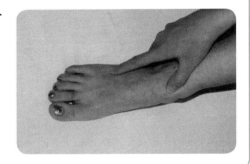

提醒：如若症状减缓不多，可重复以上操作 2～3 遍。

（四）善后手法

1. 行下肢推按放松手法，最后揉擦涌泉穴数次。

2. 行上肢肌肉放松手法，最后揉擦劳宫穴数次。

3. 点掐或捻揉十指井穴，激发经气，促进末梢血液循环。

（五）背部闺蜜助帮法

从大椎穴水平段至臀部沿膀胱经及督脉要做拨、摩、啄、捏、拍法各 3 遍，在肝俞、胆俞、脾俞、胃俞、肾俞可多做几遍，重点按擦八髎穴及腰骶部。

三、其他调理方法

1. 饮食控制。因产后身亏，气血大虚，保证膳食的营养是前提。坚持三低一高，即低热量、低脂肪、低糖类、高蛋白质。限制摄入过多的脂肪和糖类，宜多食新鲜蔬菜、乳制品、蛋类、豆制品、水产类、瘦肉、粗粮等食物。少吃动物内脏、蛋黄、鱼子、肥肉等。然后是改变做饭方式，做菜少放油，尽量以蒸、煮、凉拌为主，少吃煎炸食物，选用植物油煎炒。同时也要少吃甜食，免得滋腻脾胃。另外，有烟酒嗜好的要戒烟戒酒，体重超标的要减肥。

2. 少吃盐。月子期间吃的食物太咸会使体内的水分滞留，不易排出，甚至会导致会肿，体重自然无法下降了。

3. 合理进补。产后第 1 周的主要目标是使恶露排净，因此绝对不能大补特补。正确的进补观念是：先排恶露，后补气血。恶露越多，越不能补。

4. 坚持母乳喂养，既可以保证婴儿营养需要，又可以促进产后尽早恢复。

5. 将普洱茶、菊花、罗汉果各 6 克用沸水冲泡，代茶饮，可以降脂、降压、减肥。

6. 及时运动。虽说产妇应避免劳动，但适度运动对消除腰臀部的赘肉、快速恢复体形是必不可少的。首先，尽量少在床上“坐”月子，可做一些简单家务活，或者抱着孩子在屋里走动走动，或者站在床边边扭腰边逗孩子玩。这样哺乳期进补的汤汤水水就不会转化成肥肉了。其次，产后 14 天开始可以进行腹肌收缩、仰卧起坐等运动。

（1）腹部运动：仰卧于床上，双手交叉放于脑后，然后用腰腹力量使身体坐起，如此数次。做此运动时不要移动足部。

（2）收缩子宫运动：跪在床上，双膝分开，胸部和面部尽量接近床面，腰部要挺直，保持此姿势数分钟。以后逐渐延长时间，以耐受为度。

（3）腿部运动：仰卧于床上，双手放平，先将左右足轮流举起，然后再将双足一起举起，膝部挺直。

黄褐斑

黄褐斑也称肝斑，好发于女性，特别是妊娠期、产后和口服避孕药的妇女。皮疹对称性分布于颜面部、额头、两颊、鼻背两侧、唇周、颏部皮肤，呈指甲至钱币大小或呈手掌大小，形状不规则的淡褐色或暗褐色色素沉着斑，境界明显或模糊不清，可融合成大片。无自觉症状，慢性进展，日晒后加重。一部分由于分娩后或停用避孕药后可缓缓消退。

一、病因病机

1. 紫外线照射过度。色素细胞分泌的黑色素本身是一种保护性分泌物，可以阻挡紫外线对人体皮下组织造成伤害。随着大气污染加重，臭氧层越来越稀薄，过多高频短波紫外线的照射会导致各种色斑的形成。

2. 某些香料、含有激素的外用药及含铅、砷、汞过多的化妆品的滥用等。据日、美等科研人员研究发现，口服避孕药的妇女中有 18% ~ 20% 的人面部长有黄褐斑，而妊娠妇女则常于妊娠第 2 ~ 5 个月开始出现黄褐斑。这是因为服避孕药或妊娠后体内孕激素水平上升之缘故，因为雌激素刺激黑色素细胞分泌黑素体，而孕激素则促使黑素体的转移和扩散。

3. 长期的精神紧张、肝郁气滞、气血郁滞而形成黄褐斑。

二、腹部按摩调理方法

（一）腹部操作

01 直推三经五线各 9 次

位置：足阳明胃经、足太阴脾经、任脉三条经五条线。

手法操作：用全手掌或双手拇指从鸠尾或胸胁沿任脉、足阳明胃经、足太阴脾经单方向直线推动至阴毛际处。推动时手指在前，掌根在后，力度应轻而不浮、重而不滞。

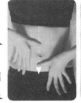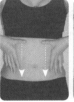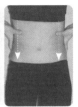

02 摩腹

（1）以脐部为中心，用左手或右手的劳宫穴对准脐部，或单手或双手叠加逆时针按揉 36 次，再顺时针按揉 18 次。

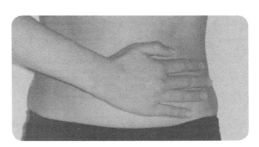

（2）单手或双手叠加沿着升结肠、横结肠、降结肠、乙状结肠、耻骨联合、升结肠，做顺时针摩法 36 次，腹泻者则逆时针。

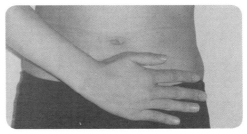

03 分推两胁各 9 次

位置：胸部正中线剑突部沿肋弓至腹部两侧。
手法操作：用双手手掌自胸部正中线沿肋弓向两侧分推 9 次。

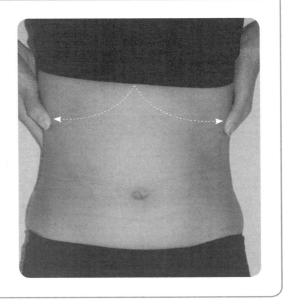

（二）腹部点穴

01 水分

位置：脐上 1 寸。

手法操作：双手中指指腹叠加点按穴位，调匀呼吸，呼气时用力向下按，吸气时持力不再用力。如此操作 7 息而止。

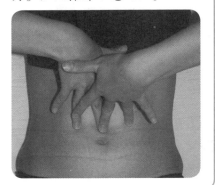

02 肓俞

位置：脐旁 0.5 寸。

手法操作：双手中指指腹分别点按左侧和右侧的肓俞穴，呼气时用力向下按，吸气时则持力不再用力。如此操作 7 息而止。

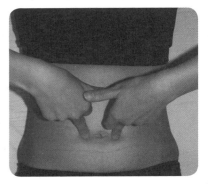

03 天枢

位置：脐中旁开 2 寸。

手法操作：双手中指指腹分别点按右侧和左侧天枢穴，呼气时用力向下按，吸气时则持力不再用力。如此操作 7 息而止。

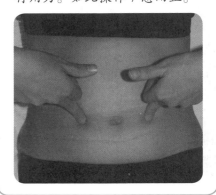

04 气海

位置：脐下 1.5 寸。

手法操作：双手中指指腹叠加点按气海穴，呼气时用力向下按，吸气时则持力不再用力。如此操作 7 息而止。

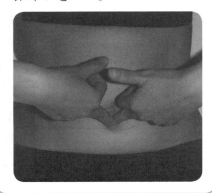

05 中脘

位置：脐上 4 寸。

手法操作：双手中指指腹叠加点
按中脘穴，调匀呼吸，呼气时
用力向下按，吸气时持力不再
用力。如此操作 7 息而止。

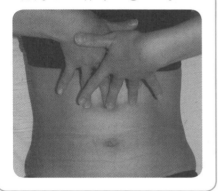

06 梁门

位置：脐上 4 寸，旁开 2 寸。

手法操作：双手中指指腹分别点
按梁门穴，调匀呼吸，呼气时
用力向下按，吸气时持力不再
用力。如此操作 7 息而止。

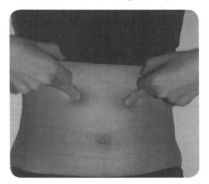

07 归来

位置： 脐中下 4 寸，距前正中
线 2 寸。

手法操作：双手中指指腹分别点
按右侧和左侧的归来穴，呼气
时用力向下按，吸气时则持力
不再用力。如此操作 7 息而止。

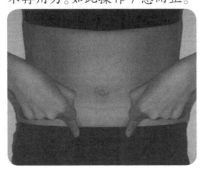

08 关元

位置：脐正中下 3 寸。

手法操作：双手中指指腹叠加点
按关元穴，呼气时用力向下按，
吸气时则持力不再用力。如此
操作 7 息而止。

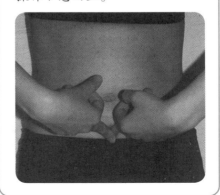

09 带脉

位置：第 11 肋游离端下方垂线与脐水平线的交点上。

手法操作：双手中指指腹分别点按右侧和左侧带脉穴，呼气时用力向下按，吸气时则持力不再用力。如此操作 7 息而止。

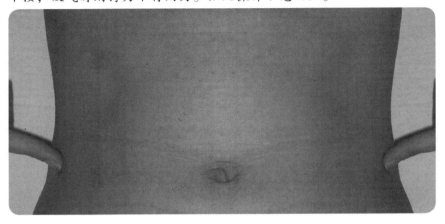

（三）下肢辅助手法

01 血海

位置：髌底内侧端上方 2 寸处。

手法操作：用拇指垂直点按在穴位上，横向拨揉穴位。

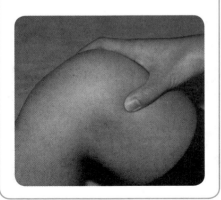

02 阴陵泉

位置：胫骨内侧髁后下方凹陷处。

手法操作：用拇指垂直点按在穴位上，沿胫骨方向上下拨揉穴位。

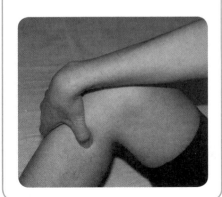

03 地机

位置：阴陵泉穴下 3 寸。
手法操作：用拇指垂直点按在穴位上，沿胫骨方向上下拨揉穴位。

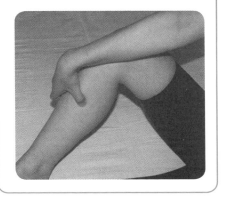

04 三阴交

位置：内踝尖上 3 寸，胫骨内侧面后缘。
手法操作：用拇指垂直点按在穴位上，沿胫骨方向上下拨揉穴位。

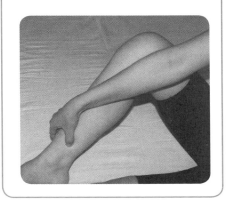

05 太冲

位置：足背第 1、2 跖骨结合部之前凹陷中，或指压有动脉搏动。
手法操作：用食指垂直点按穴位，以酸胀为度。

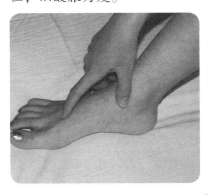

06 足三里

位置：外侧胫骨平台缘下 3 寸，胫骨前嵴外一横指。
手法操作：用拇指垂直点按在穴位上，沿胫骨方向上下揉拨穴位；肌肉丰厚者，用半握拳叩击穴位。

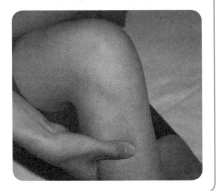

07 足临泣

位置：足背外侧，第4、5跖骨底结合部的前方。
手法操作：用食指垂直点按穴位，以酸胀为度。

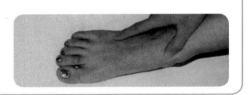

提醒：如若症状减缓不多，可重复以上操作2～3遍。

（四）局部手法

1. 双手中指指腹点按双侧头维（头侧部，当额角发际上0.5寸，头正中线旁4.5寸），率谷（头侧部，耳尖直上入发际1.5寸），大迎（下颌角前方，咬牙时咬肌隆起处前缘），地仓（瞳孔直下，口角外侧），四白（瞳孔直下当眶下孔凹陷处）等穴各1分钟。

2. 徐徐吸气，缓缓呼气，双手食、中、无名、小指指腹雀啄式迅速点拿面部49次。双手掌心搓热，左手掌五指并拢，掌心贴面，自左侧大迎穴部（腮颊）向上，经下关、太阳、四白、印堂、上星向右侧阳白、太阳、四白、下关、大迎等穴位按摩，左右手交替并行，一左一右为1次，反复56次。

（五）善后手法

1. 行下肢推按放松手法，最后揉擦涌泉穴数次。

2. 行上肢肌肉放松手法，最后揉擦劳宫穴数次。

3. 点掐或捻揉十指井穴，激发经气，促进末梢血液循环。

（六）背部闺蜜助帮法

从大椎穴水平段至臀部沿膀胱经及督脉要做拨、摩、啄、捏、拍法各3遍，在肝俞、胆俞、脾俞、胃俞、肾俞可多做几遍，重点按擦八髎穴及腰骶部。

三、其他调理方法

1. 原则上应多食碱性食品，少吃酸性食品。

2. 茶疗

丝瓜养颜茶（清热祛风消滞，适宜于肝气郁滞而血瘀之人）。

原料：丝瓜络15克，茯苓20克，白菊花10克，玫瑰花5朵，红枣5枚。

方法：将上述原料加水煎取汁，代茶饮，剩余的药渣可再煎取汁湿敷于面部。

子宫内膜异位症

子宫内膜异位症是一种常见的妇科疾病，是子宫内膜组织生长在宫腔以外引起的病症，一般是月经期脱落的子宫内膜碎片随经血经输卵管逆流入盆腔，然后在子宫直肠陷窝、卵巢或盆腔内等处种植，也可逆入子宫肌层。这种异位的内膜在组织学上不但有内膜的腺体，还有内膜间质围绕，在功能上随雌激素水平而有明显变化，能产生少量"月经"而引起的种种临床现象。

中医学认为，子宫内膜异位症属"痛经""癥瘕积聚"和"不孕"等范畴。在本者为肝肾亏虚，在标者为血瘀之证。

一、病因病机

1. 气滞血瘀型　患者由于客观环境影响，容易气机郁滞，同时随着七情所致，容易损伤中气，时间日久，则造成气滞血瘀，气虚血滞，久则成癥瘕积聚，出现子宫内膜异位症的临床症状。

2. 寒凝血瘀型　由于素体阴寒，或者患者日常保暖无意，或者患者在月经前后生活不洁，服食寒凉或接触寒凉之物，造成身体受寒，时间日久，则出现小腹冷痛，形寒肢冷，喜温喜按，得热痛减等症状。

3. 肾虚血瘀型　患者素体肾阳虚，风冷邪气容易客入胞络，损伤冲任之脉，时间日久，造成气血凝滞。常常出现经期或经后痛甚，痛引腰骶，伴肛门坠胀；经色暗淡，或夹杂小血块；伴头晕耳鸣，或婚久不孕，或孕后易流产，小便清长，或夜尿多，舌暗淡，有瘀点、苔薄白，脉沉细。

161

二、腹部按摩调理方法

（一）腹部操作

01 直推三经五线各9次

位置：足阳明胃经、足太阴脾经、任脉三条经五条线。

手法操作：用全手掌或双手拇指从鸠尾或胸胁沿任脉、足阳明胃经、足太阴脾经单方向直线推动至阴毛际处。推动时手指在前，掌根在后，力度应轻而不浮、重而不滞。

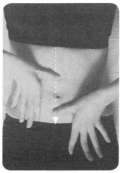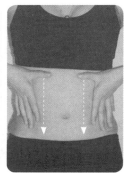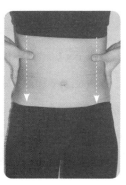

02 摩腹

（1）以脐部为中心，用左手或右手的劳宫穴对准脐部，或单手或双手叠加逆时针按揉36次，再顺时针按揉18次。

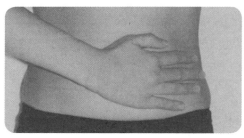

（2）单手或双手叠加沿着升结肠、横结肠、降结肠、乙状结肠、耻骨联合、升结肠，做顺时针摩法36次，腹泻者则逆时针。

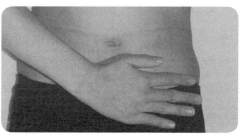

03 分推两胁各 9 次

位置：胸部正中线剑突部沿肋弓至腹部两侧。

手法操作：用双手手掌自胸部正中线沿肋弓向两侧分推 9 次。

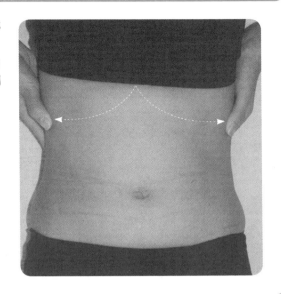

（二）腹部点穴

01 水分

位置：脐上 1 寸。

手法操作：双手中指指腹叠加点按穴位，调匀呼吸，呼气时用力向下按，吸气时持力不再用力。如此操作 7 息而止。

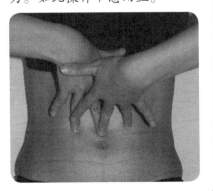

02 肓俞

位置：脐旁 0.5 寸。

手法操作：双手中指指腹分别点按左侧和右侧的肓俞穴，呼气时用力向下按，吸气时则持力不再用力。如此操作 7 息而止。

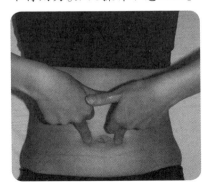

03 天枢

位置：脐中旁开 2 寸。

手法操作：双手中指指腹分别点按右侧和左侧天枢穴，呼气时用力向下按，吸气时则持力不再用力。如此操作 7 息而止。

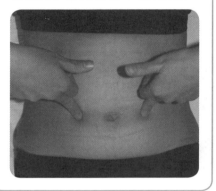

04 气海

位置：脐下 1.5 寸。

手法操作：双手中指指腹叠加点按气海穴，呼气时用力向下按，吸气时则持力不再用力。如此操作 7 息而止。

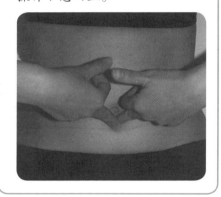

05 中脘

位置：脐上 4 寸。

手法操作：双手中指指腹叠加点按中脘穴，调匀呼吸，呼气时用力向下按，吸气时持力不再用力。如此操作 7 息而止。

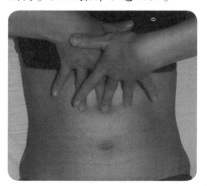

06 外陵

位置：脐下 1 寸，距正中线 2 寸。

手法操作：双手中指指腹分别点按右侧和左侧外陵穴，呼气时用力向下按，吸气时则持力不再用力。如此操作 7 息而止。

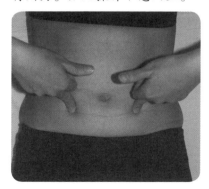

07 归来

位置：脐中下 4 寸，距前正中线 2 寸。

手法操作：双手中指指腹分别点按右侧和左侧的归来穴，呼气时用力向下按，吸气时则持力不再用力。如此操作 7 息而止。

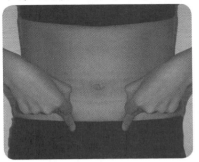

08 关元

位置：脐正中下 3 寸。

手法操作：双手中指指腹叠加点按关元穴，呼气时用力向下按，吸气时则持力不再用力。如此操作 7 息而止。

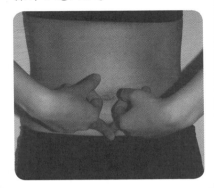

09 曲骨

位置：脐中下 5 寸，耻骨联合上缘毛际处。

手法操作：双手中指指腹叠加点按曲骨穴，呼气时用力向下按，吸气时则持力不再用力。如此操作 7 息而止。

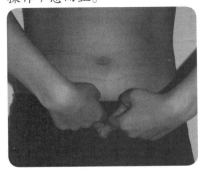

10 带脉

位置：第 11 肋游离端下方垂线与脐水平线的交点上。

手法操作：双手中指指腹分别点按右侧和左侧带脉穴，呼气时用力向下按，吸气时则持力不再用力。如此操作 7 息而止。

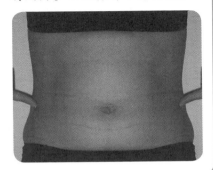

（三）下肢辅助手法

01 血海

位置：髌底内侧端上方 2 寸处。
手法操作：用拇指垂直点按在穴位上，横向拨揉穴位。

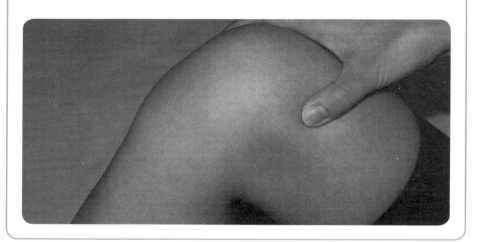

02 阴陵泉

位置：胫骨内侧髁后下方凹陷处。
手法操作：用拇指垂直点按在穴位上，沿胫骨方向上下拨揉穴位。

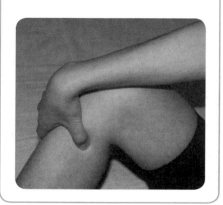

03 地机

位置：阴陵泉穴下 3 寸。
手法操作：用拇指垂直点按在穴位上，沿胫骨方向上下拨揉穴位。

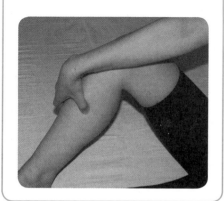

04 三阴交

位置：内踝尖上 3 寸，胫骨内侧面后缘。

手法操作：用拇指垂直点按在穴位上,沿胫骨方向上下拨揉穴位。

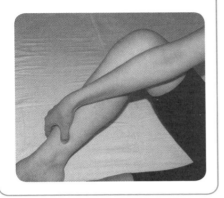

05 太冲

位置：足背第 1、2 跖骨结合部之前凹陷中，或指压有动脉搏动。

手法操作：用食指垂直点按穴位，以酸胀为度。

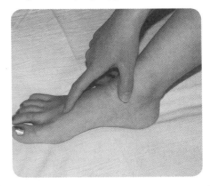

06 足三里

位置：外侧胫骨平台缘下 3 寸，胫骨前嵴外一横指。

手法操作：用拇指垂直点按在穴位上,沿胫骨方向上下揉拨穴位;肌肉丰厚者，用半握拳叩击穴位。

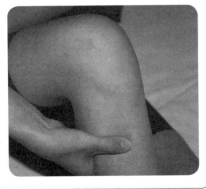

07 足临泣

位置：足背外侧，第 4、5 跖骨底结合部的前方。

手法操作:用食指垂直点按穴位，以酸胀为度。

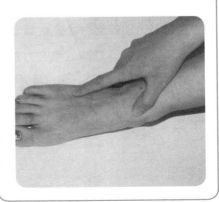

提醒：如若症状减缓不多，可重复以上操作 2 ~ 3 遍。

（四）善后手法

1. 行下肢推按放松手法，最后揉擦涌泉穴数次。

2. 行上肢肌肉放松手法，最后揉擦劳宫穴数次。

3. 点掐或捻揉十指井穴，激发经气，促进末梢血液循环。

（五）背部闺蜜助帮法

从大椎穴水平段至臀部沿膀胱经及督脉要做拨、摩、啄、捏、拍法各
3 遍，在肝俞、胆俞、脾俞、胃俞、肾俞可多做几遍，重点按擦八髎穴及
腰骶部。

三、其他调理方法

1. 食疗

（1）月季花 15 克，玫瑰花 15 克，红糖适量，煎汤顿服。适用于肝气
郁滞血瘀型。

（2）山楂炭 30 克，红糖 30 克，干姜 10 克，煎汤 2 小碗，每日 2 次分服。
适用于寒凝血瘀型。

（3）黑豆、红糖各 30 克，川芎 6 克，同入锅，加水 2 升，煮沸 10 分
钟后取汁 10~20 毫升饮用，主治阳虚血瘀型子宫内膜异位症。

子宫内膜异位症食疗中，酒类温阳通脉，行气散寒可适当饮用，发挥
散瘀缓痛之功。芥末、茴香、花椒、胡椒之类，性亦温通。玫瑰花理气解忧，
和血散瘀，用以调味甚好。红糖煮生姜，以红糖之甘，益气缓中，散寒活血，
加生姜之温，助其通瘀之力，每日饮用，颇有裨益。

2. 压力过大容易造成免疫力差，这是造成子宫内膜异位症的原因之一，
长期的精神压力过大，会引起植物神经功能紊乱，影响人体内分泌平衡。

3. 加强避孕措施，减少人工流产手术及剖宫产手术。

子宫肌瘤

　　子宫肌瘤是现代医学检查手段进步后，发现在子宫内膜上长有一种有形良性物质的一种疾病。在中医学里面称作癥瘕，或积聚，多发于30 ~ 40 岁的生育年龄妇女。子宫肌瘤可以说是中医的癥瘕或积聚，但癥瘕和积聚不能说就是子宫肌瘤。"癥"和"积"是指固定的有形的肿物，"瘕"和"聚"是体内不固定的，时有时无，聚散无常的"肿物"。

　　一、病因病机

　　1.气滞血瘀型　患者由于先天禀赋及工作、生活环境的影响，肝气容易郁滞，时间日久，气机疏泄不利，容易生瘀生痰，痰瘀互结形成有形物质沉积于下焦，形成积聚。

　　2.脾虚痰湿型　饮食入胃，劳倦伤脾，七情不得舒展，积郁伤脾，脾虚生湿，湿久成痰，痰湿积聚，日久形成有形之物。

　　3.肾阳不足型　由于素体禀赋不足，或生育太多，或人工流产，或剖宫产，或日常护理不足，容易造成肾阳虚弱，日久脾肾阳虚，一者易受外邪，外邪侵袭虚弱身体日久，二是脾肾阳气不足，两者相互叠加，造成人体懒散怠卧，不能化无形之阳气，有形之浊物积多成患，日久沉聚下焦，形成积聚。

　　二、腹部按摩调理方法

　　（一）腹部操作

01 直推三经五线各 9 次

位置：足阳明胃经、足太阴脾经、任脉三条经五条线。

手法操作：用全手掌或双手拇指从鸠尾或胸胁沿任脉、足阳明胃经、足太阴脾经单方向直线推动至阴毛际处。推动时手指在前，掌根在后，力度应轻而不浮、重而不滞。

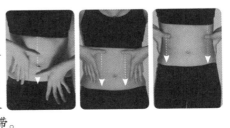

02 摩腹

（1）以脐部为中心，用左手或右手的劳宫穴对准脐部，或单手或双手叠加逆时针按揉 36 次，再顺时针按揉 18 次。

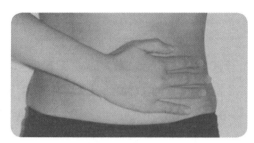

（2）单手或双手叠加沿着升结肠、横结肠、降结肠、乙状结肠、耻骨联合、升结肠，做顺时针摩法 36 次，腹泻者则逆时针。

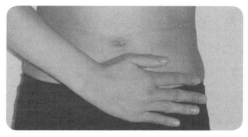

03 分推两胁各 9 次

位置：胸部正中线剑突部沿肋弓至腹部两侧。
手法操作：用双手手掌自胸部正中线沿肋弓向两侧分推 9 次。

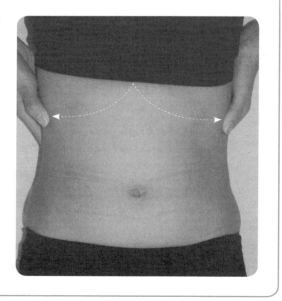

（二）腹部点穴

01 水分

位置：脐上 1 寸。

手法操作：双手中指指腹叠加点按穴位，调匀呼吸，呼气时用力向下按，吸气时持力不再用力。如此操作 7 息而止。

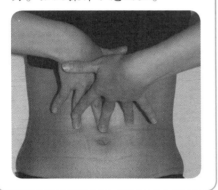

02 肓俞

位置：脐旁 0.5 寸。

手法操作：双手中指指腹分别点按左侧和右侧的肓俞穴，呼气时用力向下按，吸气时则持力不再用力。如此操作 7 息而止。

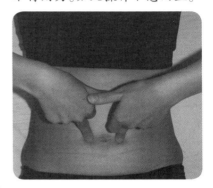

03 天枢

位置：脐中旁开 2 寸。

手法操作：双手中指指腹分别点按右侧和左侧天枢穴，呼气时用力向下按，吸气时则持力不再用力。如此操作 7 息而止。

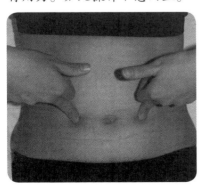

04 气海

位置：脐下 1.5 寸。

手法操作：双手中指指腹叠加点按气海穴，呼气时用力向下按，吸气时则持力不再用力。如此操作 7 息而止。

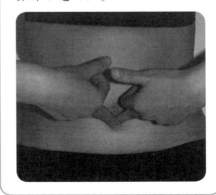

05 中脘

位置：脐上 4 寸。

手法操作：双手中指指腹叠加点
按中脘穴，调匀呼吸，呼气时
用力向下按，吸气时持力不再
用力。如此操作 7 息而止。

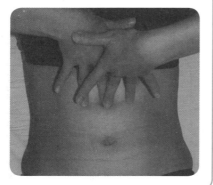

06 归来

位置：脐中下 4 寸，距前正中
线 2 寸。

手法操作：双手中指指腹分别点
按右侧和左侧的归来穴，呼气
时用力向下按，吸气时则持力
不再用力。如此操作 7 息而止。

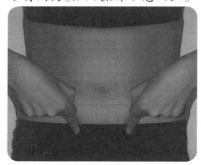

07 关元

位置：脐正中下 3 寸。

手法操作：双手中指指腹叠加点
按关元穴，呼气时用力向下按，
吸气时则持力不再用力。如此
操作 7 息而止。

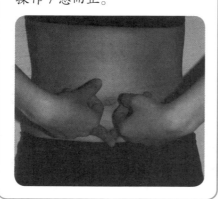

08 曲骨

位置：脐中下 5 寸，耻骨联合上
缘毛际处。

手法操作：双手中指指腹叠加点
按曲骨穴，呼气时用力向下按，
吸气时则持力不再用力。如此
操作 7 息而止。

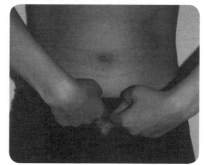

09 带脉

位置：第 11 肋游离端下方垂线与脐水平线的交点上。

手法操作：双手中指指腹分别点按右侧和左侧带脉穴，呼气时用力向下按，吸气时则持力不再用力。如此操作 7 息而止。

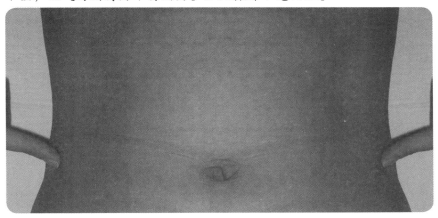

（三）下肢辅助手法

01 血海

位置：髌底内侧端上方 2 寸处。

手法操作：用拇指垂直点按在穴位上，横向拨揉穴位。

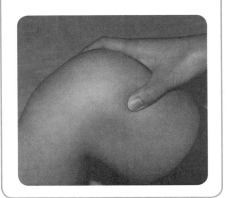

02 阴陵泉

位置：胫骨内侧髁后下方凹陷处。

手法操作：用拇指垂直点按在穴位上，沿胫骨方向上下拨揉穴位。

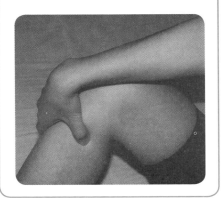

03 地机

位置：阴陵泉穴下 3 寸。

手法操作：用拇指垂直点按在穴位上，沿胫骨方向上下拨揉穴位。

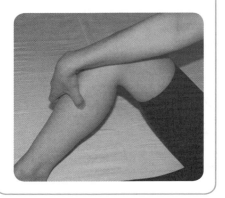

04 三阴交

位置：内踝尖上 3 寸，胫骨内侧面后缘。

手法操作：用拇指垂直点按在穴位上，沿胫骨方向上下拨揉穴位。

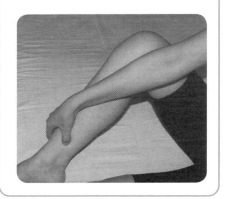

05 太冲

位置：足背第 1、2 跖骨结合部之前凹陷中，或指压有动脉搏动。

手法操作：用食指垂直点按穴位，以酸胀为度。

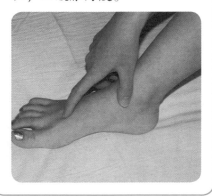

06 足三里

位置：外侧胫骨平台缘下 3 寸，胫骨前嵴外一横指。

手法操作：用拇指垂直点按在穴位上，沿胫骨方向上下揉拨穴位；肌肉丰厚者，用半握拳叩击穴位。

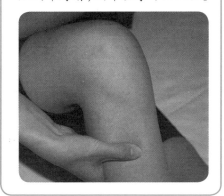

07 足临泣

位置：足背外侧，第 4 、5 跖骨底结合部的前方。
手法操作：用食指垂直点按穴位，以酸胀为度。

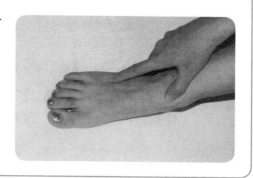

提醒：如若症状减缓不多，可重复以上操作 2 ~ 3 遍。

（四）善后手法

1. 行下肢推按放松手法，最后揉擦涌泉穴数次。

2. 行上肢肌肉放松手法，最后揉擦劳宫穴数次。

3. 点掐或捻揉十指井穴，激发经气，促进末梢血液循环。

（五）背部闺蜜助帮法

从大椎穴水平段至臀部沿膀胱经及督脉要做拨、摩、啄、捏、拍法各 3 遍，在肝俞、胆俞、脾俞、胃俞、肾俞可多做几遍，重点按擦八髎穴及腰骶部。

三、其他调理方法及注意事项

1. 注意腹部保暖，可每天艾灸关元穴 0.5 ~ 1 小时。

2. 注意情绪的调整及家庭生活的经营。

3. 三七粉 2 克，玫瑰花 5 克，藏红花 1 克，西洋参 5 克，泡水饮用。

4. 若有情志抑郁不舒，心烦易怒，胸胁胀痛，可口服逍遥丸。

5. 制香附 1 克，三七粉 2 克，当归 1.5 克，淫羊藿 0.5 克，肉苁蓉 2 克，以上为 1 日量，研粉混匀，每次 6 克，早饭前温水冲服。1 个月为 1 个疗程，一般 3 ~ 6 个疗程。

带下病

带下量明显增多，色、质、味异常，或伴有全身或局部症状者，称为带下病。正常带下乃为肾气充盛，脾气健运，由任、带两脉所约束而润泽于阴户的一种无色，无味的阴液，其量不多。经间期、经前期及妊娠期带下稍有增多者，均属正常现象。

一、病因病机

1. 脾虚　脾气损伤，运化失常，水谷精微不能上输化生气血，聚而成湿，流注下焦，伤及任、带两脉而成带下病。

2. 肾虚　素体不足，下元亏虚，或房劳多产，损及肾气，封藏失职，阴液滑脱而下称为带下。

3. 湿热　经行产后，胞脉空虚，或摄生不洁，或久居湿处，致使湿邪乘虚而入，蕴而化热，伤及任、带两脉，发为带下病。

二、腹部按摩调理方法

（一）腹部操作

01　直推三经五线各9次

位置：足阳明胃经、足太阴脾经、任脉三条经五条线。

手法操作：用全手掌或双手拇指从鸠尾或胸胁沿任脉、足阳明胃经、足太阴脾经单方向直线推动至阴毛际处。推动时手指在前，掌根在后，力度应轻而不浮、重而不滞。

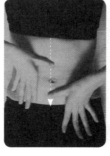 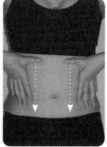 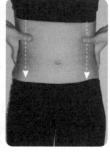

02 摩腹

（1）以脐部为中心，用左手或右手的劳宫穴对准脐部，或单手或双手叠加逆时针按揉 36 次，再顺时针按揉 18 次。

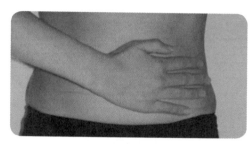

（2）单手或双手叠加沿着升结肠、横结肠、降结肠、乙状结肠、耻骨联合、升结肠，做顺时针摩法 36 次，腹泻者则逆时针。

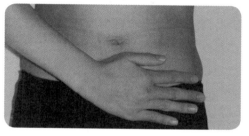

03 分推两胁各 9 次

位置：胸部正中线剑突部沿肋弓至腹部两侧。

手法操作：用双手手掌自胸部正中线沿肋弓向两侧分推 9 次。

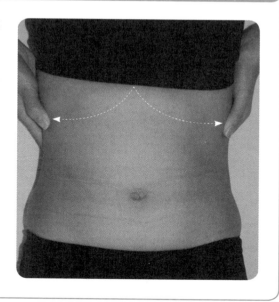

（二）腹部点穴

01 水分

位置：脐上 1 寸。

手法操作：双手中指指腹叠加点按穴位，调匀呼吸，呼气时用力向下按，吸气时持力不再用力。如此操作 7 息而止。

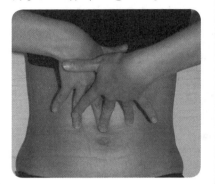

02 肓俞

位置：脐旁 0.5 寸。

手法操作：双手中指指腹分别点按左侧和右侧的肓俞穴，呼气时用力向下按，吸气时则持力不再用力。如此操作 7 息而止。

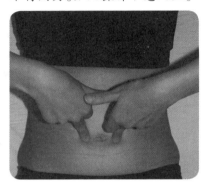

03 天枢

位置：脐中旁开 2 寸。

手法操作：双手中指指腹分别点按右侧和左侧天枢穴，呼气时用力向下按，吸气时则持力不再用力。如此操作 7 息而止。

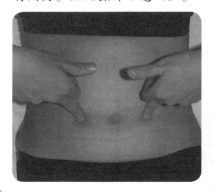

04 气海

位置：脐下 1.5 寸。

手法操作：双手中指指腹叠加点按气海穴，呼气时用力向下按，吸气时则持力不再用力。如此操作 7 息而止。

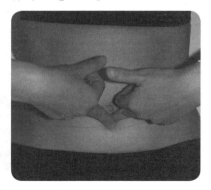

05 中脘

位置：脐上 4 寸。

手法操作：双手中指指腹叠加点按中脘穴，调匀呼吸，呼气时用力向下按，吸气时持力不再用力。如此操作 7 息而止。

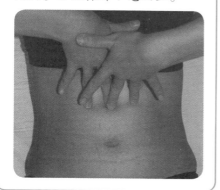

06 梁门

位置：脐上 4 寸，旁开 2 寸。

手法操作：双手中指指腹分别点按梁门穴，调匀呼吸，呼气时用力向下按，吸气时持力不再用力。如此操作 7 息而止。

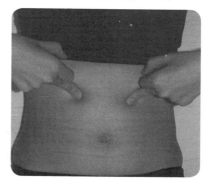

07 外陵

位置：脐下 1 寸，距正中线 2 寸。

手法操作：双手中指指腹分别点按右侧和左侧外陵穴，呼气时用力向下按，吸气时则持力不再用力。如此操作 7 息而止。

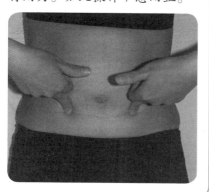

08 水道

位置：脐中下 3 寸，距前正中线 2 寸。

手法操作：双手中指指腹分别点按右侧和左侧的水道穴，呼气时用力向下按，吸气时则持力不再用力。如此操作 7 息而止

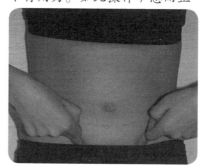

09 关元

位置：脐正中下3寸。

手法操作：双手中指指腹叠加点按关元穴，呼气时用力向下按，吸气时则持力不再用力。如此操作7息而止。

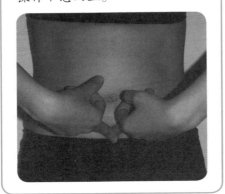

10 曲骨

位置：脐中下5寸，耻骨联合上缘毛际处。

手法操作：双手中指指腹叠加点按曲骨穴，呼气时用力向下按，吸气时则持力不再用力。如此操作7息而止。

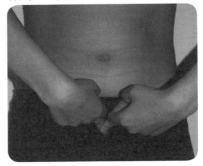

11 带脉

位置：第11肋游离端下方垂线与脐水平线的交点上。

手法操作：双手中指指腹分别点按右侧和左侧带脉穴，呼气时用力向下按，吸气时则持力不再用力。如此操作7息而止。

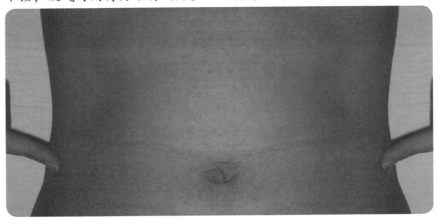

（三）下肢辅助手法

01 血海

位置：髌底内侧端上方 2 寸处。
手法操作：用拇指垂直点按在穴位上，横向拨揉穴位。

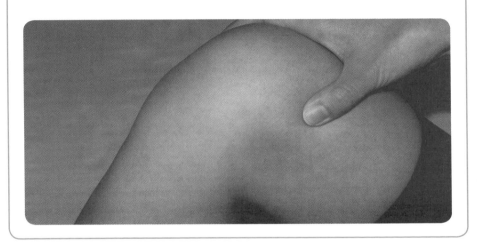

02 阴陵泉

位置：胫骨内侧髁后下方凹陷处。
手法操作：用拇指垂直点按在穴位上，沿胫骨方向上下拨揉穴位。

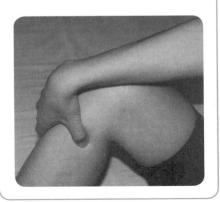

03 地机

位置：阴陵泉穴下 3 寸。
手法操作：用拇指垂直点按在穴位上，沿胫骨方向上下拨揉穴位。

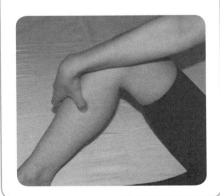

04 三阴交

位置：内踝尖上 3 寸，胫骨内侧面后缘。

手法操作：用拇指垂直点按在穴位上，沿胫骨方向上下拨揉穴位。

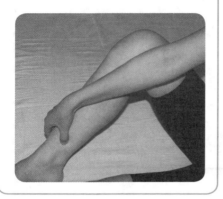

05 太冲

位置：足背第 1、2 跖骨结合部之前凹陷中，或指压有动脉搏动。

手法操作：用食指垂直点按穴位，以酸胀为度。

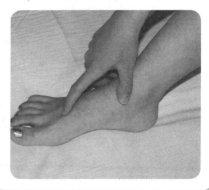

06 足三里

位置：外侧胫骨平台缘下 3 寸，胫骨前嵴外一横指。

手法操作：用拇指垂直点按在穴位上，沿胫骨方向上下揉拨穴位；肌肉丰厚者，用半握拳叩击穴位。

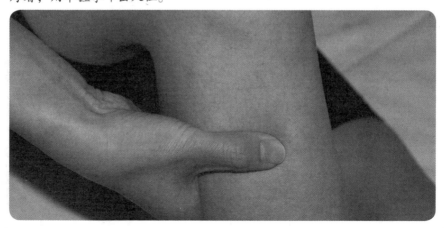

07 足临泣

位置：足背外侧，第 4、5 跖骨底结合部的前方。
手法操作：用食指垂直点按穴位，以酸胀为度。

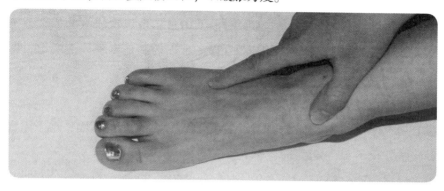

提醒：如若症状减缓不多，可重复以上操作 2 ~ 3 遍。

（四）善后手法

1. 行下肢推按放松手法，最后揉擦涌泉穴数次。

2. 行上肢肌肉放松手法，最后揉擦劳宫穴数次。

3. 点掐或捻揉十指井穴，激发经气，促进末梢血液循环。

（五）背部闺蜜助帮法

从大椎穴水平段至臀部沿膀胱经及督脉要做拨、摩、啄、捏、拍法各 3 遍，在肝俞、胆俞、脾俞、胃俞、肾俞可多做几遍，重点按擦八髎穴及腰骶部。

三、其他调理方法

1. 食疗

（1）湿热型用生薏苡仁 50 克，赤小豆 50 克，水煎，取汤半碗。

（2）脾肾两虚型取白扁豆 30 克，怀山药 30 克，红糖适量。白扁豆用米泔水浸透去皮，同怀山药共煮至熟，加适量红糖。

2. 忌食生冷瓜果及性寒之物，忌食破气耗气的食品。

3. 湿热型患者忌食辛辣刺激性食品，忌食滋腻、肥甘、煎炸食物。

尿失禁

一些女士在咳嗽、运动、大笑时，不由自主地出现尿液漏出，或老想小便，或小便次数明显增多，或不由自主难以控制地出现尿液漏出，即为尿失禁。

一、病因病机

1.肾气不固　随着年龄的增长，女子肾气不足，肾气不固，难于固摄膀胱，膀胱气化不利，导致排尿异常。

2.气虚　素体虚弱，肺气不足，不能通调水道，膀胱失约，故出现尿失禁。

二、腹部按摩调理方法

（一）腹部操作

01 直推三经五线各 9 次

位置：足阳明胃经、足太阴脾经、任脉三条经五条线。

手法操作：用全手掌或双手拇指从鸠尾或胸胁沿任脉、足阳明胃经、足太阴脾经单方向直线推动至阴毛际处。推动时手指在前，掌根在后，力度应轻而不浮、重而不滞。

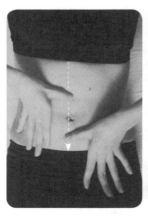
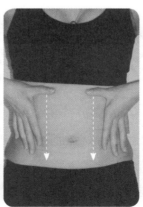
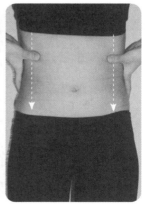

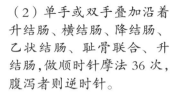

02 摩腹

（1）以脐部为中心，用左手或右手的劳宫穴对准脐部，或单手或双手叠加逆时针按揉 36 次，再顺时针按揉 18 次。

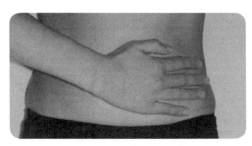

（2）单手或双手叠加沿着升结肠、横结肠、降结肠、乙状结肠、耻骨联合、升结肠，做顺时针摩法 36 次，腹泻者则逆时针。

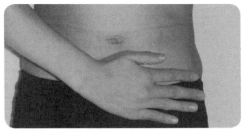

03 分推两胁各 9 次

位置：胸部正中线剑突部沿肋弓至腹部两侧。
手法操作：用双手手掌自胸部正中线沿肋弓向两侧分推 9 次。

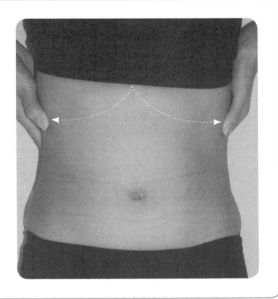

（二）腹部点穴

01 水分

位置：脐上1寸。

手法操作：双手中指指腹叠加点按穴位，调匀呼吸，呼气时用力向下按，吸气时持力不再用力。如此操作7息而止。

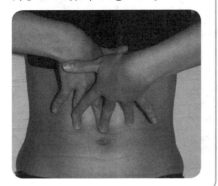

02 肓俞

位置：脐旁0.5寸。

手法操作：双手中指指腹分别点按左侧和右侧的肓俞穴，呼气时用力向下按，吸气时则持力不再用力。如此操作7息而止。

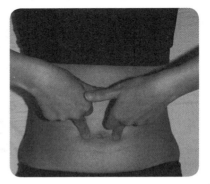

03 天枢

位置：脐中旁开2寸。

手法操作：双手中指指腹分别点按右侧和左侧天枢穴，呼气时用力向下按，吸气时则持力不再用力。如此操作7息而止。

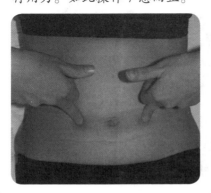

04 气海

位置：脐下1.5寸。

手法操作：双手中指指腹叠加点按气海穴，呼气时用力向下按，吸气时则持力不再用力。如此操作7息而止。

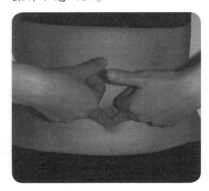

05 中脘

位置：脐上 4 寸。

手法操作：双手中指指腹叠加点按中脘穴，调匀呼吸，呼气时用力向下按，吸气时持力不再用力。如此操作 7 息而止。

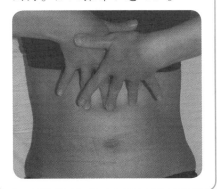

06 水道

位置：脐中下 3 寸，距前正中线2 寸。

手法操作：双手中指指腹分别点按右侧和左侧的水道穴，呼气时用力向下按，吸气时则持力不再用力。如此操作 7 息而止

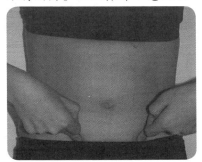

07 关元

位置：脐正中下 3 寸。

手法操作：双手中指指腹叠加点按关元穴，呼气时用力向下按，吸气时则持力不再用力。如此操作 7 息而止。

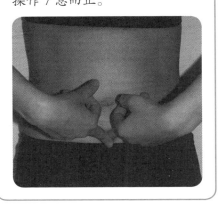

08 曲骨

位置：脐中下 5 寸，耻骨联合上缘毛际处。

手法操作：双手中指指腹叠加点按曲骨穴，呼气时用力向下按，吸气时则持力不再用力。如此操作 7 息而止。

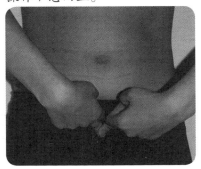

09 带脉

位置：第 11 肋游离端下方垂线与脐水平线的交点上。

手法操作：双手中指指腹分别点按右侧和左侧带脉穴，呼气时用力向下按，吸气时则持力不再用力。如此操作 7 息而止。

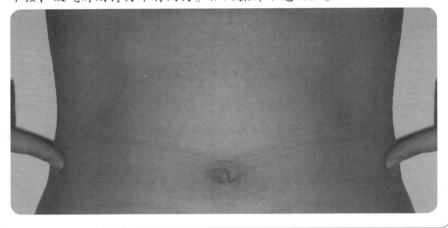

（三）下肢辅助手法

01 血海

位置：髌底内侧端上方 2 寸处。

手法操作：用拇指垂直点按在穴位上，横向拨揉穴位。

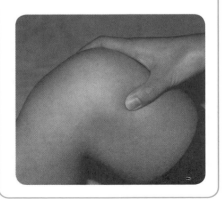

02 阴陵泉

位置：胫骨内侧髁后下方凹陷处。

手法操作：用拇指垂直点按在穴位上，沿胫骨方向上下拨揉穴位。

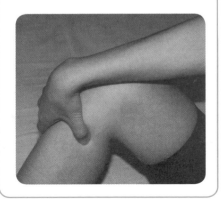

03 地机

位置：阴陵泉穴下 3 寸。

手法操作：用拇指垂直点按在穴位上，沿胫骨方向上下拨揉穴位。

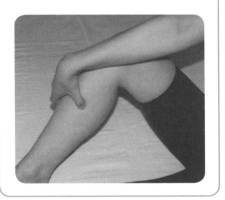

04 三阴交

位置：内踝尖上 3 寸，胫骨内侧面后缘。

手法操作：用拇指垂直点按在穴位上，沿胫骨方向上下拨揉穴位。

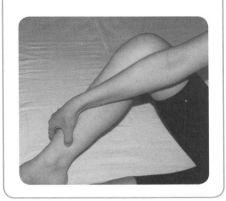

05 太冲

位置：足背第 1、2 跖骨结合部之前凹陷中，或指压有动脉搏动。

手法操作：用食指垂直点按穴位，以酸胀为度。

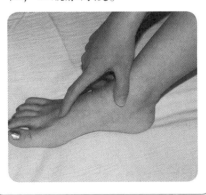

06 足三里

位置：外侧胫骨平台缘下 3 寸，胫骨前嵴外一横指。

手法操作：用拇指垂直点按在穴位上，沿胫骨方向上下揉拨穴位；肌肉丰厚者，用半握拳叩击穴位。

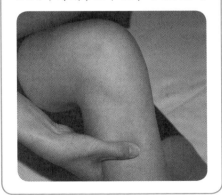

07 足临泣

位置：足背外侧，第 4、5 跖骨底结合部的前方。

手法操作：用食指垂直点按穴位，以酸胀为度。

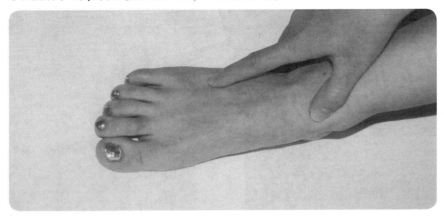

提醒：如若症状减缓不多，可重复以上操作 2 ~ 3 遍。

（四）善后手法

1.行下肢推按放松手法，最后揉擦涌泉穴数次。

2.行上肢肌肉放松手法，最后揉擦劳宫穴数次。

3.点掐或捻揉十指井穴，激发经气，促进末梢血液循环。

（五）背部闺蜜助帮法

从大椎穴水平段至臀部沿膀胱经及督脉要做拨、摩、啄、捏、拍法各 3 遍，在脾俞、胃俞、肾俞可多做几遍，重点按擦八髎穴及腰骶部。

三、其他调理方法

1.艾灸关元穴及百会穴。

2.可口服补中益气丸和右归丸。

3.盆底肌训练。自然收缩肛门及阴部，每日 3 次，每次进行 15 ~ 30 下，每下持续 10 秒以上。

4.调养精神，减少工作压力，减轻焦虑情绪。

更年期综合征

更年期综合征是由于雌激素水平下降而引起的一系列症状。由于更年期女性卵巢功能减退，造成促性腺激素分泌过多，从而引起自主神经功能紊乱，出现一系列不同程度的临床症状，如面色潮红、烦躁、心悸、潮热、汗出、抑郁、失眠、易激动、注意力不集中等，称为"更年期综合征"。

一、病因病机

1.肝郁气滞，郁而化火，情志所伤，或与社会家庭环境及个人心胸有关，情志不遂，郁而化热，出现潮热、烦躁等一系列症状。

2.随着年龄的增长，肾精不足，不能资助脾阳，脾气下陷，不能牵制相火，相火上炎，干扰心神。

二、腹部按摩调理方法

（一）腹部操作

01 **直推三经五线各 9 次**

位置：足阳明胃经、足太阴脾经、任脉三条经五条线。
手法操作：用全手掌或双手拇指从鸠尾或胸胁沿任脉、足阳明胃经、足太阴脾经单方向直线推动至阴毛际处。推动时手指在前，掌根在后，力度应轻而不浮、重而不滞。

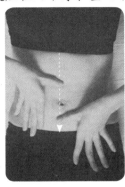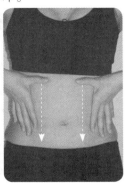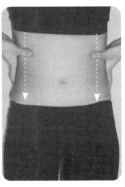

02 摩腹

（1）以脐部为中心，用左手或右手的劳宫穴对准脐部，或单手或双手叠加逆时针按揉 36 次，再顺时针按揉 18 次。

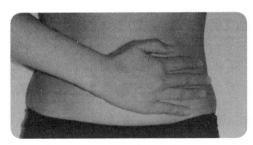

（2）单手或双手叠加沿着升结肠、横结肠、降结肠、乙状结肠、耻骨联合、升结肠，做顺时针摩法 36 次，腹泻者则逆时针。

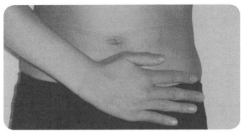

03 分推两胁各 9 次

位置：胸部正中线剑突部沿肋弓至腹部两侧。
手法操作：用双手手掌自胸部正中线沿肋弓向两侧分推 9 次。

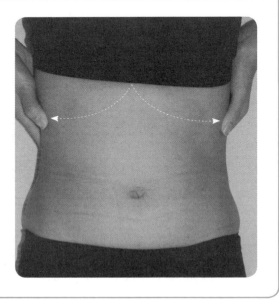

（二）腹部点穴

01 水分

位置：脐上 1 寸。

手法操作：双手中指指腹叠加点按穴位，调匀呼吸，呼气时用力向下按，吸气时持力不再用力。如此操作 7 息而止。

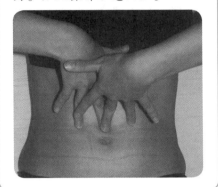

02 肓俞

位置：脐旁 0.5 寸。

手法操作：双手中指指腹分别点按左侧和右侧的肓俞穴，呼气时用力向下按，吸气时则持力不再用力。如此操作 7 息而止。

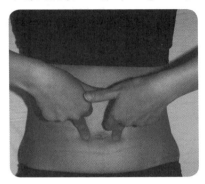

03 天枢

位置：脐中旁开 2 寸。

手法操作：双手中指指腹分别点按右侧和左侧天枢穴，呼气时用力向下按，吸气时则持力不再用力。如此操作 7 息而止。

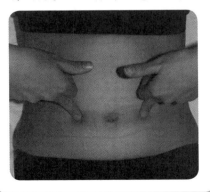

04 气海

位置：脐下 1.5 寸。

手法操作：双手中指指腹叠加点按气海穴，呼气时用力向下按，吸气时则持力不再用力。如此操作 7 息而止。

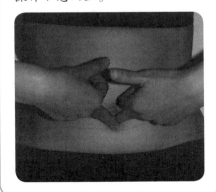

05 中脘

位置：脐上 4 寸。

手法操作：双手中指指腹叠加点按中脘穴，调匀呼吸，呼气时用力向下按，吸气时持力不再用力。如此操作 7 息而止。

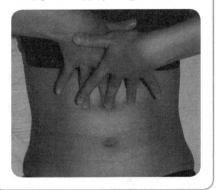

06 日月

位置：正中线旁开 4 寸，乳头正下方与第 7 肋间隙的交接点。

手法操作：双手中指指腹分别点揉左侧和右侧的日月穴。如此操作 7 息而止。

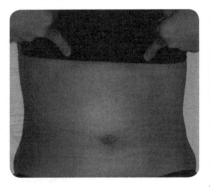

07 归来

位置：脐中下 4 寸，距前正中线 2 寸。

手法操作：双手中指指腹分别点按右侧和左侧的归来穴，呼气时用力向下按，吸气时则持力不再用力。如此操作 7 息而止。

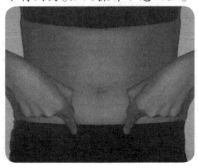

08 关元

位置：脐正中下 3 寸。

手法操作：双手中指指腹叠加点按关元穴，呼气时用力向下按，吸气时则持力不再用力。如此操作 7 息而止。

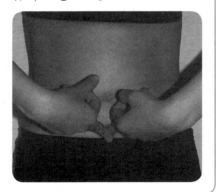

09 带脉

位置：第 11 肋游离端下方垂线与脐水平线的交点上。

手法操作：双手中指指腹分别点按右侧和左侧带脉穴，呼气时用力向下按，吸气时则持力不再用力。如此操作 7 息而止。

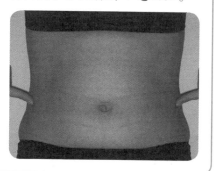

10 中府

位置：云门下 1 寸，平第 1 肋间隙，距正中线 6 寸。

手法操作：用左右手的中指分别点按揉对侧的中府穴。

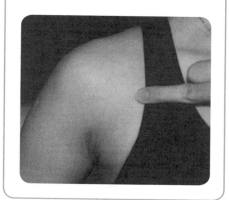

11 大包

位置：身体侧边，腋中线上，当第 6 肋间隙，脾之大络。

手法操作：用左右手的中指分别点按揉对侧的大包穴。

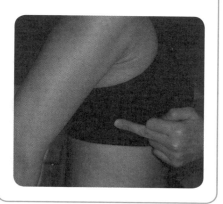

12 膻中

位置：前正中线上，平第 4 肋间，两乳头连线的中点。

手法操作：在膻中穴及旁边胸骨与肋软骨的交界处，用中指轻擦或轻刮。

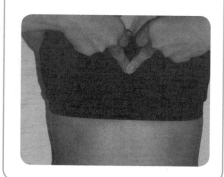

（三）下肢辅助手法

01 血海

位置：髌底内侧端上方 2 寸处。

手法操作：用拇指垂直点按在穴位上，横向拨揉穴位。

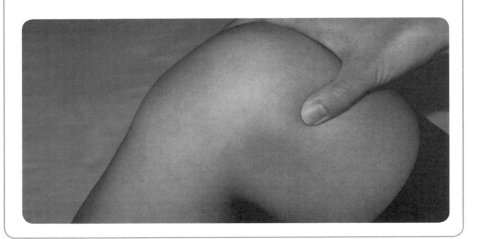

02 阴陵泉

位置：胫骨内侧髁后下方凹陷处。

手法操作：用拇指垂直点按在穴位上，沿胫骨方向上下拨揉穴位。

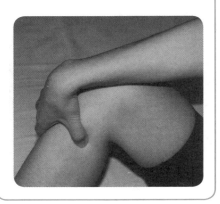

03 地机

位置：阴陵泉穴下 3 寸。

手法操作：用拇指垂直点按在穴位上，沿胫骨方向上下拨揉穴位。

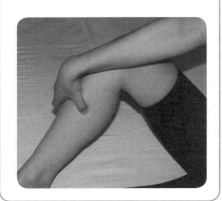

04 三阴交

位置：内踝尖上 3 寸，胫骨内侧面后缘。

手法操作：用拇指垂直点按在穴位上，沿胫骨方向上下拨揉穴位。

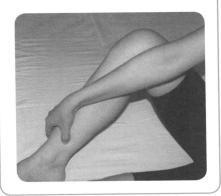

05 太冲

位置：足背第 1、2 跖骨结合部之前凹陷中，或指压有动脉搏动。

手法操作：用食指垂直点按穴位，以酸胀为度。

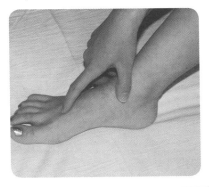

06 足三里

位置：外侧胫骨平台缘下 3 寸，胫骨前嵴外一横指。

手法操作：用拇指垂直点按在穴位上，沿胫骨方向上下揉拨穴位；肌肉丰厚者，用半握拳叩击穴位。

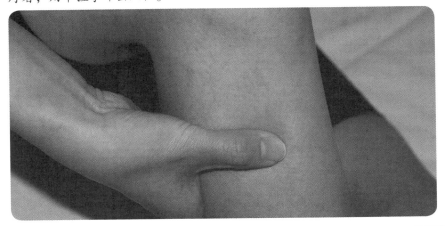

07 足临泣

位置：足背外侧，第 4、5 跖骨底结合部的前方。

手法操作：用食指垂直点按穴位，以酸胀为度。

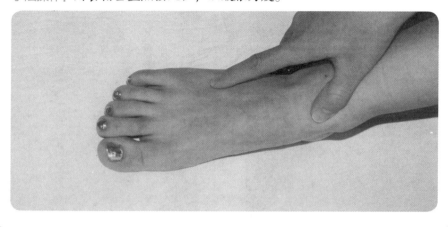

提醒：如若症状减缓不多，可重复以上操作 2 ~ 3 遍。

（四）善后手法

1. 行下肢推按放松手法，最后揉擦涌泉穴数次。

2. 行上肢肌肉放松手法，最后揉擦劳宫穴数次。

3. 点掐或捻揉十指井穴，激发经气，促进末梢血液循环。

（五）背部闺蜜助帮法

从大椎穴水平段至臀部沿膀胱经及督脉要做拨、摩、啄、捏、拍法各 3 遍，在三焦俞、肾俞可多做几遍，重点按擦八髎穴及腰骶部。

三、其他调理方法

1. 食疗

（1）玫瑰花 5 克，菊花 5 克，绿萼梅 5 克，开水泡茶饮。

（2）西洋参 5 克，枸杞子 10 克，莲子 5 克，泡水饮。

忌食辛辣、油炸、厚腻的食品，忌烟酒，忌食公鸡、羊肉等温热食品。忌食海鲜类的发物，多食新鲜水果及蔬菜。

2. 多读修养身心的书籍。

皮肤松弛

女子 35 岁以后，由于皮肤血液循环开始变慢，皮下组织脂肪层开始变得松弛而缺乏弹性，导致毛孔之间的张力减少，使得毛孔彰显，即使体重没有增加，从耳垂到下巴的面部线条也开始变得松松垮垮，不再流畅分明，侧看尤其明显。颧骨上的皮肤不再饱满紧致，面部的最高点慢慢往下移动，出现鼻唇沟。

一、病因病机

1. 脾胃气虚　脾主肌肉，足阳明胃经过人体的面部，脾胃虚弱，则到于人体面部的气血不足，则会使面部的肌肉松弛，脂肪流失，出现松弛下垂。

2. 肾虚　人体的先天禀赋不足及后天的调养不当，人体的肾阳不足，不能温煦脾阳，脾气不能升清，母病及子，肺气不足，致使肌肉虚弱，皮肤松弛。

二、腹部按摩调理方法

（一）腹部操作

01 直推三经五线各 9 次

位置：足阳明胃经、足太阴脾经、任脉三条经五条线。

手法操作：用全手掌或双手拇指从鸠尾或胸胁沿任脉、足阳明胃经、足

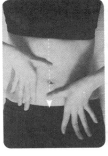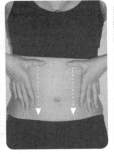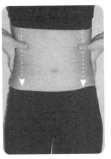

太阴脾经单方向直线推动至阴毛际处。推动时手指在前，掌根在后，力度应轻而不浮、重而不滞。

02 摩腹

（1）以脐部为中心，用左手或右手的劳宫穴对准脐部，或单手或双手叠加逆时针按揉 36 次，再顺时针按揉 18 次。

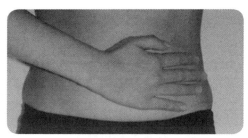

（2）单手或双手叠加沿着升结肠、横结肠、降结肠、乙状结肠、耻骨联合、升结肠，做顺时针摩法 36 次，腹泻者则逆时针。

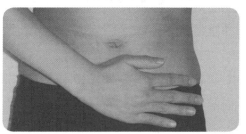

03 分推两胁各 9 次

位置：胸部正中线剑突部沿肋弓至腹部两侧。
手法操作：用双手手掌自胸部正中线沿肋弓向两侧分推 9 次。

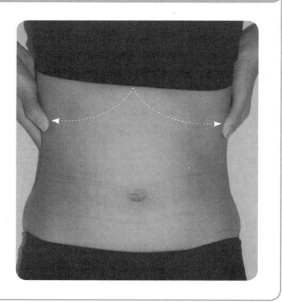

（二）腹部点穴

01 水分

位置：脐上1寸。

手法操作：双手中指指腹叠加点按穴位，调匀呼吸，呼气时用力向下按，吸气时持力不再用力。如此操作7息而止。

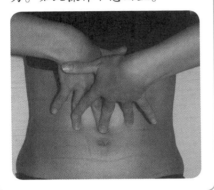

02 肓俞

位置：脐旁0.5寸。

手法操作：双手中指指腹分别点按左侧和右侧的肓俞穴，呼气时用力向下按，吸气时则持力不再用力。如此操作7息而止。

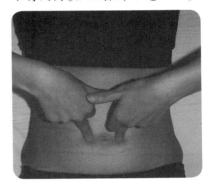

03 天枢

位置：脐中旁开2寸。

手法操作：双手中指指腹分别点按右侧和左侧天枢穴，呼气时用力向下按，吸气时则持力不再用力。如此操作7息而止。

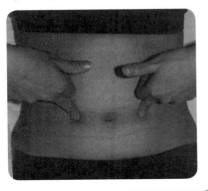

04 气海

位置：脐下1.5寸。

手法操作：双手中指指腹叠加点按气海穴，呼气时用力向下按，吸气时则持力不再用力。如此操作7息而止。

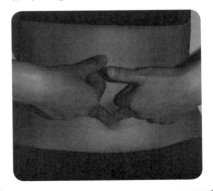

05 中脘

位置：脐上 4 寸。

手法操作：双手中指指腹叠加点按中脘穴，调匀呼吸，呼气时用力向下按，吸气时持力不再用力。如此操作 7 息而止。

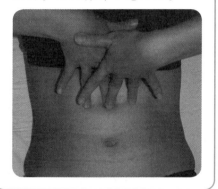

06 梁门

位置：脐上 4 寸，旁开 2 寸。

手法操作：双手中指指腹分别点按梁门穴，调匀呼吸，呼气时用力向下按，吸气时持力不再用力。如此操作 7 息而止。

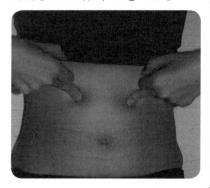

07 外陵

位置：脐下 1 寸，距正中线 2 寸。

手法操作：双手中指指腹分别点按右侧和左侧外陵穴，呼气时用力向下按，吸气时则持力不再用力。如此操作 7 息而止。

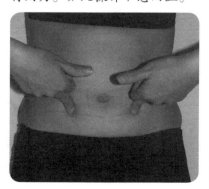

08 归来

位置：脐中下 4 寸，距前正中线 2 寸。

手法操作：双手中指指腹分别点按右侧和左侧的归来穴，呼气时用力向下按，吸气时则持力不再用力。如此操作 7 息而止。

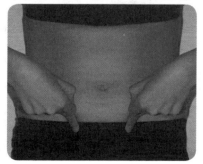

09 关元

位置：脐正中下 3 寸。

手法操作：双手中指指腹叠加点按关元穴，呼气时用力向下按，吸气时则持力不再用力。如此操作 7 息而止。

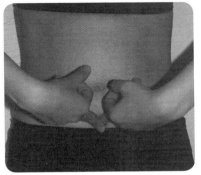

10 带脉

位置：第 11 肋游离端下方垂线与脐水平线的交点上。

手法操作：双手中指指腹分别点按右侧和左侧带脉穴，呼气时用力向下按，吸气时则持力不再用力。如此操作 7 息而止。

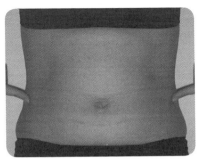

（三）下肢辅助手法

01 血海

位置：髌底内侧端上方 2 寸处。

手法操作：用拇指垂直点按在穴位上，横向拨揉穴位。

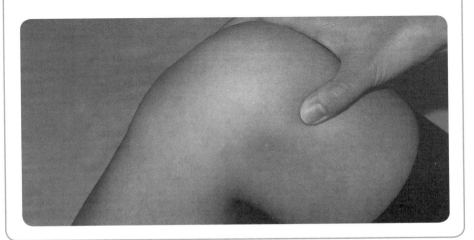

02 阴陵泉

位置：胫骨内侧髁后下方凹陷处。

手法操作：用拇指垂直点按在穴位上，沿胫骨方向上下拨揉穴位。

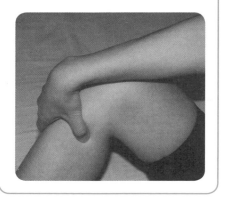

03 地机

位置：阴陵泉穴下 3 寸。

手法操作：用拇指垂直点按在穴位上，沿胫骨方向上下拨揉穴位。

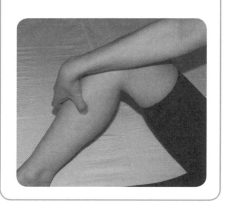

04 三阴交

位置：内踝尖上 3 寸，胫骨内侧面后缘。

手法操作：用拇指垂直点按在穴位上，沿胫骨方向上下拨揉穴位。

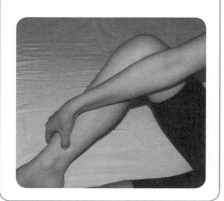

05 太冲

位置：足背第 1、2 跖骨结合部之前凹陷中，或指压有动脉搏动。

手法操作：用食指垂直点按穴位，以酸胀为度。

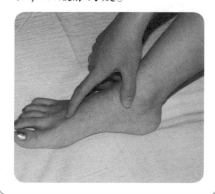

06 足三里

位置：外侧胫骨平台缘下 3 寸，胫骨前嵴外一横指。

手法操作：用拇指垂直点按在穴位上，沿胫骨方向上下揉拨穴位；肌肉丰厚者，用半握拳叩击穴位。

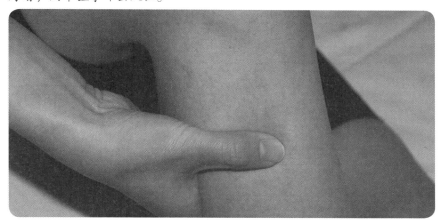

07 足临泣

位置：足背外侧，第 4、5 跖骨底结合部的前方。

手法操作：用食指垂直点按穴位，以酸胀为度。

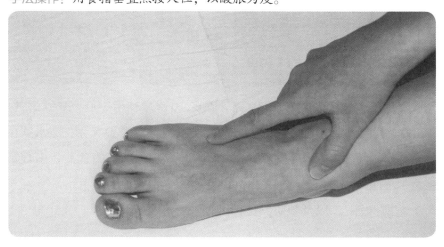

提醒：如若症状减缓不多，可重复以上操作 2～3 遍。

（四）局部手法

1. 双手中指指腹点按双侧头维（头侧部，当额角发际上 0.5 寸，头正中线旁 4.5 寸），率谷（头侧部，耳尖直上入发际 1.5 寸），大迎（下颌角前方，呲牙时咬肌隆起处前缘），地仓（瞳孔直下，口角外侧），四白（瞳孔直下当眶下孔凹陷处）等穴各 1 分钟。

2. 徐徐吸气，缓缓呼气，双手食、中、无名、小指指腹雀啄式迅速点拿面部 49 次。双手掌心搓热，左手掌五指并拢，掌心贴面，自左侧大迎穴部（腮颊）向上，经下关、太阳、四白、印堂、上星向右侧阳白、太阳、四白、下关、大迎等穴位按摩，左右手交替并行，一左一右为 1 次，反复 56 次。

（五）善后手法

1. 行下肢推按放松手法，最后揉擦涌泉穴数次。

2. 行上肢肌肉放松手法，最后揉擦劳宫穴数次。

3. 点掐或捻揉十指井穴，激发经气，促进末梢血液循环。

（六）背部闺蜜助帮法

从大椎穴水平段至臀部沿膀胱经及督脉要做拨、摩、啄、捏、拍法各 3 遍，在脾俞、胃俞、三焦俞、肾俞可多做几遍，重点按擦八髎穴及腰骶部。

三、其他调理方法

1. 食疗

（1）山药 30 克，枸杞子 10 克，陈皮 10 克，粳米 100 克，煮粥食用。

（2）黄芪 5 克，玫瑰花 5 克，枸杞子 5 克，西洋参 5 克，泡水饮用。

注意饮食习惯，不可暴饮暴食。多食含蛋白质丰富的食品，多食富含维生素 C 的食物。

2. 注意睡眠，以及预防其他诸如便秘等相关疾病。

老年斑

老年斑呈黑褐色，直径大多在 1 ~ 10 毫米，大小不等，多数不高出皮肤，有的大斑也可以高出皮肤，呈扁平状，它由脂褐质色素构成，好发于老年人的面部、手背、小腿、足背、躯干等平常裸露的皮肤上，人们习惯称之为"寿斑"，医学上称为老年性色素斑。

一、病因病机

1.肾气、肾精亏虚　肾气不足，精气亏虚，人之先天之本不足，难以温煦五脏，致使五脏的精气不足，气血衰弱，气血运行不畅，成瘀成痰，日久天长，成为黑斑。

2.脾肺两虚　脾胃为后天之本，随着人体的衰老，脾胃虚弱，气血生化之源不足，中气不能生化，气血不能灌溉肺脏，肺气虚弱，皮毛不得濡养，则日久生斑。

二、腹部按摩调理方法

（一）腹部操作

01　直推三经五线各 9 次

位置：足阳明胃经、足太阴脾经、任脉三条经五条线。
手法操作：用全手掌或双手拇指从鸠尾或胸胁沿任脉、足阳明胃经、足

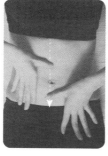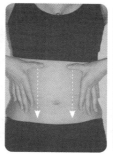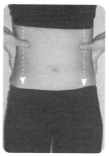

太阴脾经单方向直线推动至阴毛际处。推动时手指在前，掌根在后，力度应轻而不浮、重而不滞。

02 摩腹

（1）以脐部为中心，用左手或右手的劳宫穴对准脐部，或单手或双手叠加逆时针按揉 36 次，再顺时针按揉 18 次。

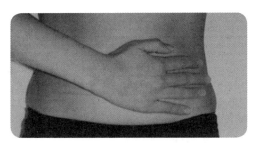

（2）单手或双手叠加沿着升结肠、横结肠、降结肠、乙状结肠、耻骨联合、升结肠，做顺时针摩法 36 次，腹泻者则逆时针。

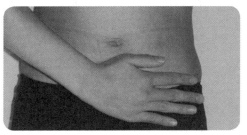

03 分推两胁各 9 次

位置：胸部正中线剑突部沿肋弓至腹部两侧。
手法操作：用双手手掌自胸部正中线沿肋弓向两侧分推 9 次。

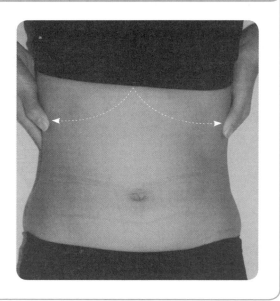

（二）腹部点穴

01 水分

位置：脐上 1 寸。

手法操作：双手中指指腹叠加点按穴位，调匀呼吸，呼气时用力向下按，吸气时持力不再用力。如此操作 7 息而止。

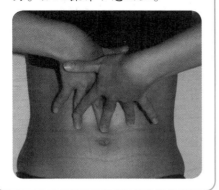

02 肓俞

位置：脐旁 0.5 寸。

手法操作：双手中指指腹分别点按左侧和右侧的肓俞穴，呼气时用力向下按，吸气时则持力不再用力。如此操作 7 息而止。

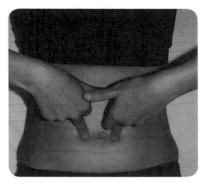

03 天枢

位置：脐中旁开 2 寸。

手法操作：双手中指指腹分别点按右侧和左侧天枢穴，呼气时用力向下按，吸气时则持力不再用力。如此操作 7 息而止。

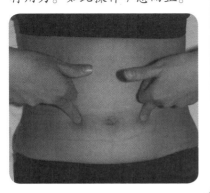

04 气海

位置：脐下 1.5 寸。

手法操作：双手中指指腹叠加点按气海穴，呼气时用力向下按，吸气时则持力不再用力。如此操作 7 息而止。

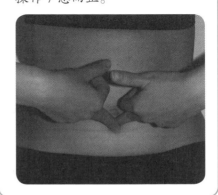

05 中脘

位置：脐上4寸。

手法操作：双手中指指腹叠加点按中脘穴，调匀呼吸，呼气时用力向下按，吸气时持力不再用力。如此操作7息而止。

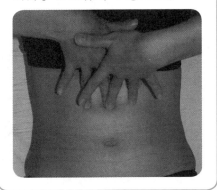

06 梁门

位置：脐上4寸，旁开2寸。

手法操作：双手中指指腹分别点按梁门穴，调匀呼吸，呼气时用力向下按，吸气时持力不再用力。如此操作7息而止。

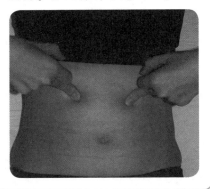

07 归来

位置：脐中下4寸，距前正中线2寸。

手法操作：双手中指指腹分别点按右侧和左侧的归来穴，呼气时用力向下按，吸气时则持力不再用力。如此操作7息而止。

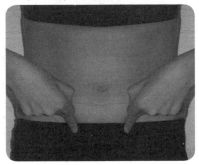

08 关元

位置：脐正中下3寸。

手法操作：双手中指指腹叠加点按关元穴，呼气时用力向下按，吸气时则持力不再用力。如此操作7息而止。

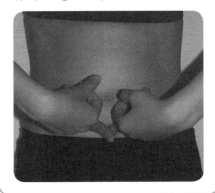

09　带脉

位置：第 11 肋游离端下方垂线与脐水平线的交点上。

手法操作：双手中指指腹分别点按右侧和左侧带脉穴，呼气时用力向下按，吸气时则持力不再用力。如此操作 7 息而止。

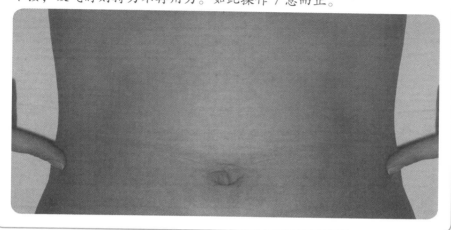

（三）下肢辅助手法

01　血海

位置：髌底内侧端上方 2 寸处。

手法操作：用拇指垂直点按在穴位上，横向拨揉穴位。

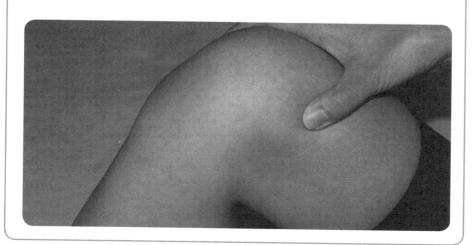

02 阴陵泉

位置：胫骨内侧髁后下方凹陷处。

手法操作：用拇指垂直点按在穴位上，沿胫骨方向上下拨揉穴位。

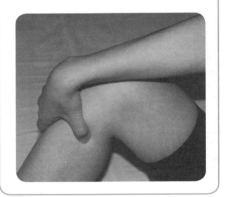

03 地机

位置：阴陵泉穴下 3 寸。

手法操作：用拇指垂直点按在穴位上，沿胫骨方向上下拨揉穴位。

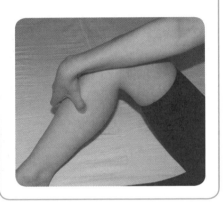

04 三阴交

位置：内踝尖上 3 寸，胫骨内侧面后缘。

手法操作：用拇指垂直点按在穴位上，沿胫骨方向上下拨揉穴位。

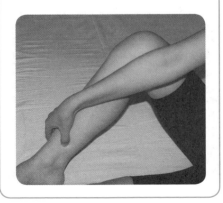

05 太冲

位置：足背第 1、2 跖骨结合部之前凹陷中，或指压有动脉搏动。

手法操作：用食指垂直点按穴位，以酸胀为度。

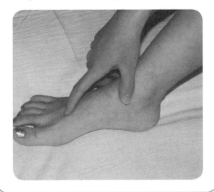

06 足三里

位置：外侧胫骨平台缘下 3 寸，胫骨前嵴外一横指。

手法操作：用拇指垂直点按在穴位上，沿胫骨方向上下揉拨穴位；肌肉丰厚者，用半握拳叩击穴位。

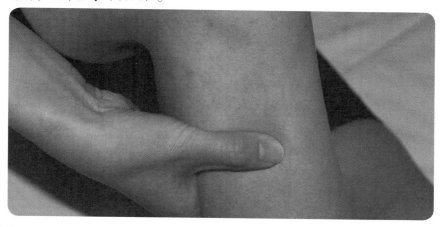

07 足临泣

位置：足背外侧，第 4、5 跖骨底结合部的前方。

手法操作：用食指垂直点按穴位，以酸胀为度。

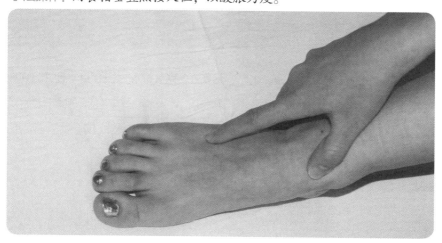

提醒：如若症状减缓不多，可重复以上操作 2 ~ 3 遍。

（四）局部手法

1.双手中指指腹点按双侧头维（头侧部，当额角发际上 0.5 寸，头正中线旁 4.5 寸），率谷（头侧部，耳尖直上入发际 1.5 寸），大迎（下颌角前方，呲牙时咬肌隆起处前缘），地仓（瞳孔直下，口角外侧），四白（瞳孔直下当眶下孔凹陷处）等穴各 1 分钟。徐徐吸气，缓缓呼气，双手食、中、无名、小指指腹雀啄式迅速点拿面部 49 次。

2.双手掌心搓热，左手掌五指并拢，掌心贴面，自左侧大迎穴部（腮颊）向上，经下关、太阳、四白、印堂、上星向右侧阳白、太阳、四白、下关、大迎等穴位按摩，左右手交替并行，一左一右为 1 次，反复 56 次。

（五）善后手法

1.行下肢推按放松手法，最后揉擦涌泉穴数次。

2.行上肢肌肉放松手法，最后揉擦劳宫穴数次。

3.点掐或捻揉十指井穴，激发经气，促进末梢血液循环。

（六）背部闺蜜助帮法

从大椎穴水平段至臀部沿膀胱经及督脉要做拨、摩、啄、捏、拍法各 3 遍，在脾俞、胃俞、三焦俞、肾俞可多做几遍，重点按擦八髎穴及腰骶部。

三、其他调理方法

1.食疗

（1）山药 10 克，白扁豆 10 克，芡实 10 克，枸杞子 10 克，粳米 100 克，同煮食粥。

（2）西洋参 5 克，黄芪 5 克，藏红花 1 克，泡水饮用。

2.日常多食用新鲜蔬菜、水果等。

3.平常要多食奶类、蛋类、小麦、黄豆、芝麻等食品。

不孕不育

女子结婚同居两年以上，配偶生殖功能正常，未避孕而未受孕者，称为原发性不孕。如曾生育或流产后，无避孕而两年以上不再受孕者，称为"继发性不孕"。

一、病因病机

随着现代遗传医学的发展，发现有一部分不孕女性存在染色体男性化的现象，这类女性不可能妊娠。

除外遗传疾病的因素外，中医学方面的因素有以下几个：

1.肾虚　先天肾气不足，阳虚不能温煦子宫，子宫虚冷，以致不能摄精成孕，或精血不足，冲任脉虚，胞脉失养，不能成孕。

2.肝郁　情志不随，肝气郁结，疏泄失常，气血不和，冲任不能相资，以致不孕。

3.痰湿　体质肥胖，或食膏粱厚味，脾虚不运，痰湿内生，气机不畅，胞脉受阻。

4.血瘀　经期、产后余血未净，或感受寒邪，寒凝血瘀，胞脉闭阻，两精不能相合。

二、腹部按摩调理方法

（一）腹部操作

01 直推三经五线各 9 次

位置：足阳明胃经、足太阴脾经、任脉三条经五条线。

手法操作：用全手掌或双手拇指从鸠尾或胸胁沿任脉、足阳明胃经、足太阴脾经单方向直线推动至阴毛际处。推动时手指在前，掌根在后，力度应轻而不浮、重而不滞。

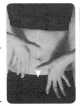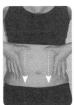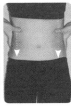

02 摩腹

（1）以脐部为中心，用左手或右手的劳宫穴对准脐部，或单手或双手叠加逆时针按揉 36 次，再顺时针按揉 18 次。

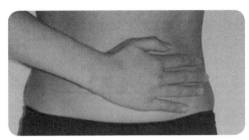

（2）单手或双手叠加沿着升结肠、横结肠、降结肠、乙状结肠、耻骨联合、升结肠，做顺时针摩法 36 次，腹泻者则逆时针。

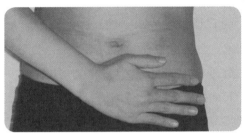

03 分推两胁各9次

位置：胸部正中线剑突部沿肋弓至腹部两侧。
手法操作：用双手手掌自胸部正中线沿肋弓向两侧分推 9 次。

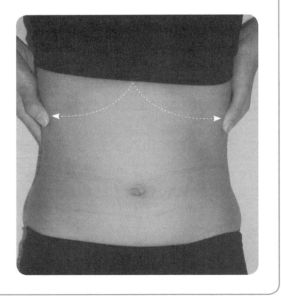

（二）腹部点穴

01 水分

位置：脐上 1 寸。

手法操作：双手中指指腹叠加点按穴位，调匀呼吸，呼气时用力向下按，吸气时持力不再用力。如此操作 7 息而止。

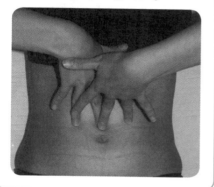

02 肓俞

位置：脐旁 0.5 寸。

手法操作：双手中指指腹分别点按左侧和右侧的肓俞穴，呼气时用力向下按，吸气时则持力不再用力。如此操作 7 息而止。

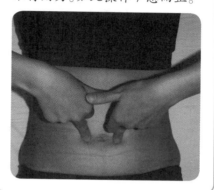

03 天枢

位置：脐中旁开 2 寸。

手法操作：双手中指指腹分别点按右侧和左侧天枢穴，呼气时用力向下按，吸气时则持力不再用力。如此操作 7 息而止。

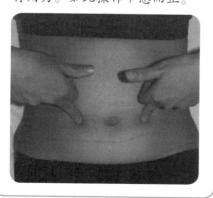

04 气海

位置：脐下 1.5 寸。

手法操作：双手中指指腹叠加点按气海穴，呼气时用力向下按，吸气时则持力不再用力。如此操作 7 息而止。

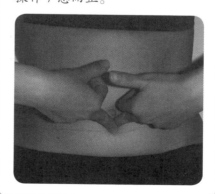

05 中脘

位置：脐上 4 寸。

手法操作：双手中指指腹叠加点按中脘穴，调匀呼吸，呼气时用力向下按，吸气时持力不再用力。如此操作 7 息而止。

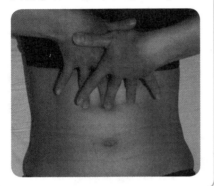

06 归来

位置：脐中下 4 寸，距前正中线 2 寸。

手法操作：双手中指指腹分别点按右侧和左侧的归来穴，呼气时用力向下按，吸气时则持力不再用力。如此操作 7 息而止。

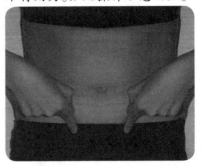

07 关元

位置：脐正中下 3 寸。

手法操作：双手中指指腹叠加点按关元穴，呼气时用力向下按，吸气时则持力不再用力。如此操作 7 息而止。

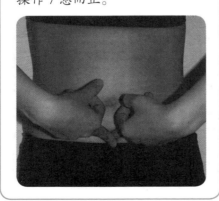

08 带脉

位置：第 11 肋游离端下方垂线与脐水平线的交点上。

手法操作：双手中指指腹分别点按右侧和左侧带脉穴，呼气时用力向下按，吸气时则持力不再用力。如此操作 7 息而止。

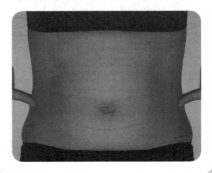

（三）下肢辅助手法

01 血海

位置：髌底内侧端上方 2 寸处。

手法操作：用拇指垂直点按在穴位上，横向拨揉穴位。

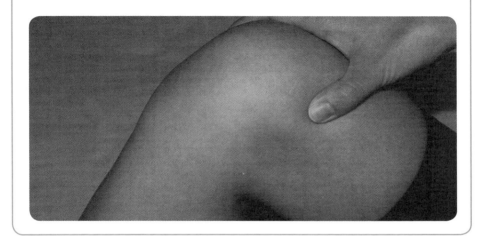

02 阴陵泉

位置：胫骨内侧髁后下方凹陷处。

手法操作：用拇指垂直点按在穴位上，沿胫骨方向上下拨揉穴位。

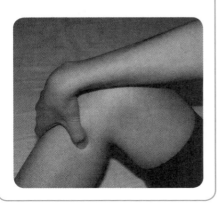

03 地机

位置：阴陵泉穴下 3 寸。

手法操作：用拇指垂直点按在穴位上，沿胫骨方向上下拨揉穴位。

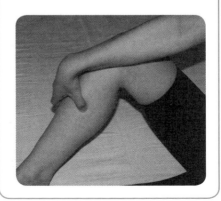

04 三阴交

位置：内踝尖上 3 寸，胫骨内侧面后缘。

手法操作：用拇指垂直点按在穴位上，沿胫骨方向上下拨揉穴位。

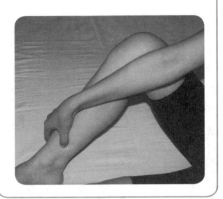

05 太冲

位置：足背第 1、2 跖骨结合部之前凹陷中，或指压有动脉搏动。

手法操作：用食指垂直点按穴位，以酸胀为度。

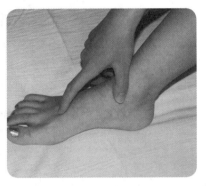

06 足三里

位置：外侧胫骨平台缘下 3 寸，胫骨前嵴外一横指。

手法操作：用拇指垂直点按在穴位上，沿胫骨方向上下揉拨穴位；肌肉丰厚者，用半握拳叩击穴位。

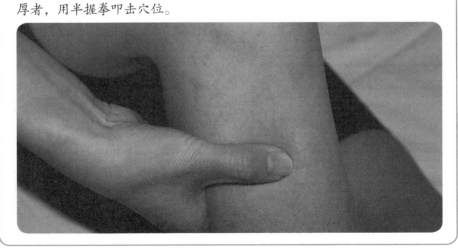

07 足临泣

位置：足背外侧，第 4 、5 跖骨底结合部的前方。
手法操作：用食指垂直点按穴位，以酸胀为度。

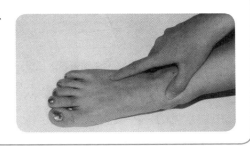

提醒：如若症状减缓不多，可重复以上操作 2 ~ 3 遍。

（四）善后手法

1. 行下肢推按放松手法，最后揉擦涌泉穴数次。

2. 行上肢肌肉放松手法，最后揉擦劳宫穴数次。

3. 点掐或捻揉十指井穴，激发经气，促进末梢血液循环。

（五）背部闺蜜助帮法

从大椎穴水平段至臀部沿膀胱经及督脉要做拨、摩、啄、捏、拍法各 3 遍，在脾俞、胃俞、三焦俞、肾俞可多做几遍，重点按擦八髎穴及腰骶部。

三、其他调理方法及注意事项

1. 食疗

（1）肝郁血瘀型：玫瑰花 5 克，月季花 5 克，茉莉花 5 克，生山楂 5 克，用沸水冲泡 15 ~ 30 分钟即可。

（2）痰湿脾虚型：炒薏苡仁 30 克，炒扁豆 30 克，山药 30 克，红糖适量。薏苡仁、扁豆、山药洗净后加水同煮成粥，熟后加入红糖即可。

（3）肾虚型：冬虫夏草 10 枚，老母鸡 1 只，葱、姜、黄酒、食盐各适量。老母鸡杀好后洗净，鸡头劈开后纳入虫草 10 枚扎紧，余下的虫草与葱、姜一起放入鸡腹中，放入罐中，再注入清汤，加食盐、黄酒适量，同煮熟后喝汤吃鸡肉。

2. 做好婚前检查，进行性生活和受孕知识教育。

3. 消除精神因素，戒除嗜酒吸烟的习惯，注意营养。

产后抑郁

妇女在分娩后出现情绪不稳、悲伤、沮丧、哭泣、易激怒、烦躁，甚至有自杀或杀婴的倾向等一系列症状为特征的心理障碍，是产褥期精神综合征中最常见的一种疾病。通常在产后2周出现，其病因不详，可能与遗传、心理、分娩及社会因素有关。

一、病因病机

1.肝阴不足　女子生育过后，营血亏虚，阴液耗损，容易肝阴不足，出现烦躁、易怒等阴虚火旺的一系列症状。同时由于肝血不足，水不涵木，肝脏失去条达之性而变生抑郁。

2.肝气郁结　女子生育之后，气血亏虚，易受七情所累，容易肝气不舒，出现肝气郁结。肝气横逆犯脾，思虑过重，出现悲观、忧郁的症状。

二、腹部按摩调理方法

（一）腹部操作

01 直推三经五线各9次

位置：足阳明胃经、足太阴脾经、任脉三条经五条线。

手法操作：用全手掌或双手拇指从鸠尾或胸胁沿任脉、足阳明胃经、足

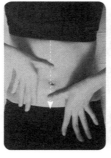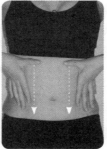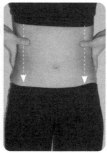

太阴脾经单方向直线推动至阴毛际处。推动时手指在前，掌根在后，力度应轻而不浮、重而不滞。

02 摩腹

（1）以脐部为中心，用左手或右手的劳宫穴对准脐部，或单手或双手叠加逆时针按揉 36 次，再顺时针按揉 18 次。

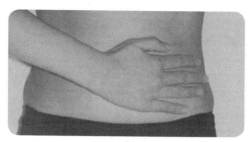

（2）单手或双手叠加沿着升结肠、横结肠、降结肠、乙状结肠、耻骨联合、升结肠，做顺时针摩法 36 次，腹泻者则逆时针。

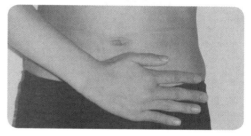

03 分推两胁各9次

位置：胸部正中线剑突部沿肋弓至腹部两侧。
手法操作：用双手手掌自胸部正中线沿肋弓向两侧分推 9 次。

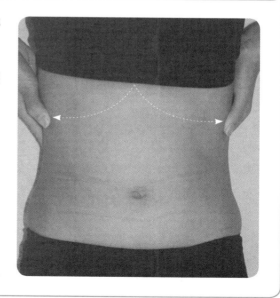

（二）腹部点穴

01 水分

位置：脐上 1 寸。

手法操作：双手中指指腹叠加点按穴位，调匀呼吸，呼气时用力向下按，吸气时持力不再用力。如此操作 7 息而止。

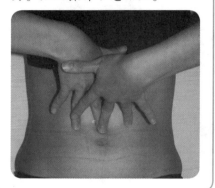

02 肓俞

位置：脐旁 0.5 寸。

手法操作：双手中指指腹分别点按左侧和右侧的肓俞穴，呼气时用力向下按，吸气时则持力不再用力。如此操作 7 息而止。

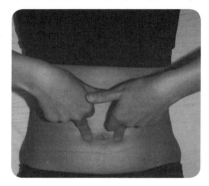

03 天枢

位置：脐中旁开 2 寸。

手法操作：双手中指指腹分别点按右侧和左侧天枢穴，呼气时用力向下按，吸气时则持力不再用力。如此操作 7 息而止。

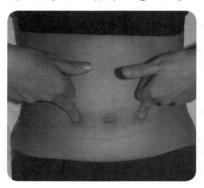

04 气海

位置：脐下 1.5 寸。

手法操作：双手中指指腹叠加点按气海穴，呼气时用力向下按，吸气时则持力不再用力。如此操作 7 息而止。

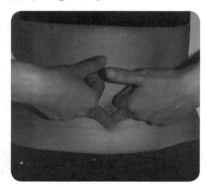

05 中脘

位置：脐上 4 寸。

手法操作：双手中指指腹叠加点按中脘穴，调匀呼吸，呼气时用力向下按，吸气时持力不再用力。如此操作 7 息而止。

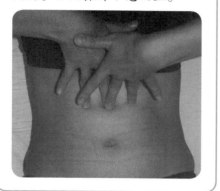

06 日月

位置：正中线旁开 4 寸，乳头正下方与第 7 肋间隙的交接点。

手法操作：双手中指指腹分别点揉左侧和右侧的日月穴。如此操作 7 息而止。

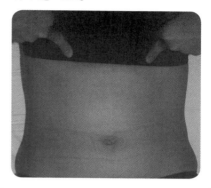

07 梁门

位置：脐上 4 寸，旁开 2 寸。

手法操作：双手中指指腹分别点按梁门穴，调匀呼吸，呼气时用力向下按，吸气时持力不再用力。如此操作 7 息而止。

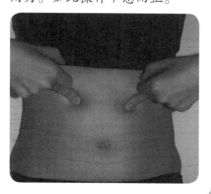

08 外陵

位置：脐下 1 寸，距正中线 2 寸。

手法操作：双手中指指腹分别点按右侧和左侧外陵穴，呼气时用力向下按，吸气时则持力不再用力。如此操作 7 息而止。

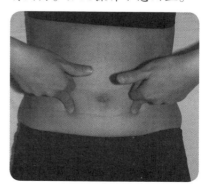

09 关元

位置：脐正中下3寸。

手法操作：双手中指指腹叠加点按关元穴，呼气时用力向下按，吸气时则持力不再用力。如此操作7息而止。

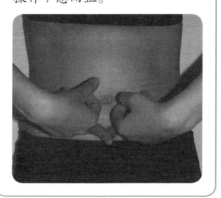

10 带脉

位置：第11肋游离端下方垂线与脐水平线的交点上。

手法操作：双手中指指腹分别点按右侧和左侧带脉穴，呼气时用力向下按，吸气时则持力不再用力。如此操作7息而止。

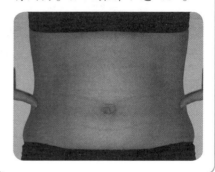

11 中府

位置：云门下1寸，平第1肋间隙，距正中线6寸。

手法操作：用左右手的中指分别点按揉对侧的中府穴。

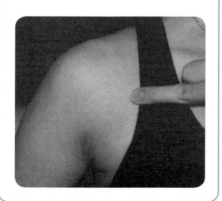

12 膻中

位置：前正中线上，平第4肋间，两乳头连线的中点。

手法操作：在膻中穴及旁边胸骨与肋软骨的交界处，用中指轻擦或轻刮。

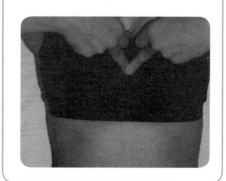

（三）下肢辅助手法

01 血海

位置：髌底内侧端上方 2 寸处。

手法操作：用拇指垂直点按在穴位上，横向拨揉穴位。

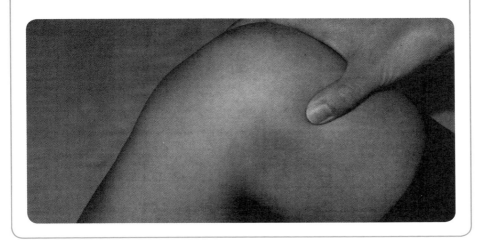

02 阴陵泉

位置：胫骨内侧髁后下方凹陷处。

手法操作：用拇指垂直点按在穴位上，沿胫骨方向上下拨揉穴位。

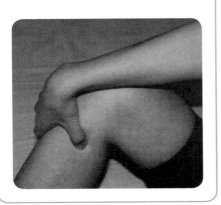

03 地机

位置：阴陵泉穴下 3 寸。

手法操作：用拇指垂直点按在穴位上，沿胫骨方向上下拨揉穴位。

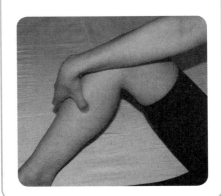

04 三阴交

位置：内踝尖上 3 寸，胫骨内侧面后缘。

手法操作：用拇指垂直点按在穴位上，沿胫骨方向上下拨揉穴位。

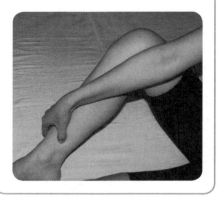

05 太冲

位置：足背第 1、2 跖骨结合部之前凹陷中，或指压有动脉搏动。

手法操作：用食指垂直点按穴位，以酸胀为度。

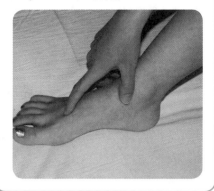

06 足三里

位置：外侧胫骨平台缘下 3 寸，胫骨前嵴外一横指。

手法操作：用拇指垂直点按在穴位上，沿胫骨方向上下揉拨穴位；肌肉丰厚者，用半握拳叩击穴位。

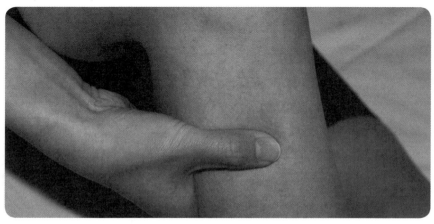

07 足临泣

位置：足背外侧，第 4、5 跖骨底结合部的前方。

手法操作：用食指垂直点按穴位，以酸胀为度。

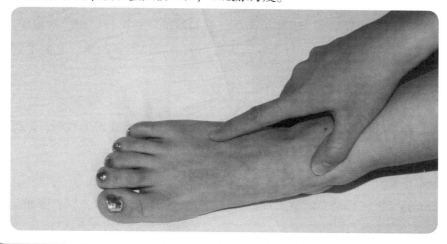

提醒：如若症状减缓不多，可重复以上操作 2 ~ 3 遍。

（四）善后手法

1. 行下肢推按放松手法，最后揉擦涌泉穴数次。

2. 行上肢肌肉放松手法，最后揉擦劳宫穴数次。

3. 点掐或捻揉十指井穴，激发经气，促进末梢血液循环。

（五）背部闺蜜助帮法

从大椎穴水平段至臀部沿膀胱经及督脉要做拨、摩、啄、捏、拍法各 3 遍，在肝俞、胆俞、脾俞、胃俞可多做几遍，重点按擦八髎穴及腰骶部。

三、其他调理方法及注意事项

1. 食疗

（1）玫瑰花 5 克，月季花 5 克，菊花 5 克，陈皮 5 克，泡水饮用。

（2）百合 10 克，陈皮 5 克，枸杞子 10 克，粳米 100 克，同煮服用。

2. 家庭成员要多加呵护，谦让为主。

3. 适当的时机要引入心理辅导人员，加强心理辅导。

产后腹痛

产后以小腹疼痛为主症者，称为"产后腹痛"。本病以新产妇为多见，本病的发生主要是气血运行不畅，迟滞而痛。导致不畅的原因有血虚和血瘀两种。

一、病因病机

1. 血虚　由于产后伤血，冲任空虚，胞脉失养，或因血少气弱，运行无力，以致血流不畅，迟滞而痛。

2. 血瘀　产后正气虚弱，起居不慎，寒邪乘虚而入胞脉，血为寒凝，或情志不畅，肝气郁结，疏泄失常，瘀血内停，恶露当下不下，以致腹痛。

二、腹部按摩调理方法

（一）腹部操作

01 直推三经五线各 9 次

位置：足阳明胃经、足太阴脾经、任脉三条经五条线。
手法操作：用全手掌或双手拇指从鸠尾或胸胁沿任脉、足阳明胃经、足太阴脾经单方向直线推动至阴毛际处。推动时手指在前，掌根在后，力度应轻而不浮、重而不滞。

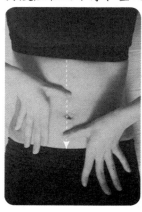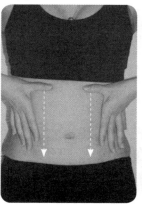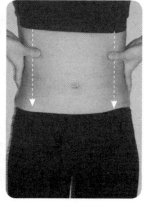

02 摩腹

（1）以脐部为中心，用左手或右手的劳宫穴对准脐部，或单手或双手叠加逆时针按揉 36 次，再顺时针按揉 18 次。

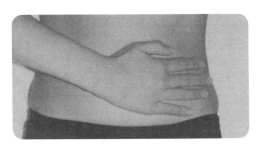

（2）单手或双手叠加沿着升结肠、横结肠、降结肠、乙状结肠、耻骨联合、升结肠，做顺时针摩法 36 次，腹泻者则逆时针。

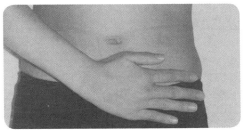

03 分推两胁各 9 次

位置：胸部正中线剑突部沿肋弓至腹部两侧。
手法操作：用双手手掌自胸部正中线沿肋弓向两侧分推 9 次。

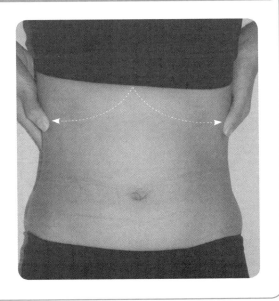

（二）腹部点穴

01 水分

位置：脐上1寸。

手法操作：双手中指指腹叠加点按穴位，调匀呼吸，呼气时用力向下按，吸气时持力不再用力。如此操作7息而止。

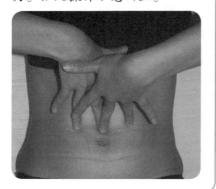

02 肓俞

位置：脐旁0.5寸。

手法操作：双手中指指腹分别点按左侧和右侧的肓俞穴，呼气时用力向下按，吸气时则持力不再用力。如此操作7息而止。

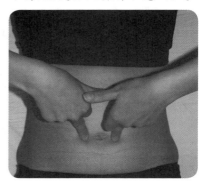

03 天枢

位置：脐中旁开2寸。

手法操作：双手中指指腹分别点按右侧和左侧天枢穴，呼气时用力向下按，吸气时则持力不再用力。如此操作7息而止。

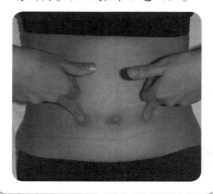

04 气海

位置：脐下1.5寸。

手法操作：双手中指指腹叠加点按气海穴，呼气时用力向下按，吸气时则持力不再用力。如此操作7息而止。

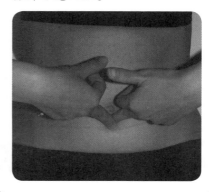

05 中脘

位置：脐上 4 寸。

手法操作：双手中指指腹叠加点按中脘穴，调匀呼吸，呼气时用力向下按，吸气时持力不再用力。如此操作 7 息而止。

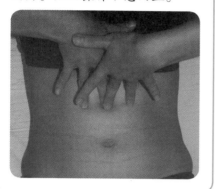

06 归来

位置：脐中下 4 寸，距前正中线 2 寸。

手法操作：双手中指指腹分别点按右侧和左侧的归来穴，呼气时用力向下按，吸气时则持力不再用力。如此操作 7 息而止。

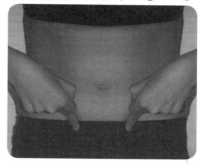

07 关元

位置：脐正中下 3 寸。

手法操作：双手中指指腹叠加点按关元穴，呼气时用力向下按，吸气时则持力不再用力。如此操作 7 息而止。

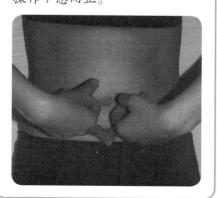

08 带脉

位置：第 11 肋游离端下方垂线与脐水平线的交点上。

手法操作：双手中指指腹分别点按右侧和左侧带脉穴，呼气时用力向下按，吸气时则持力不再用力。如此操作 7 息而止。

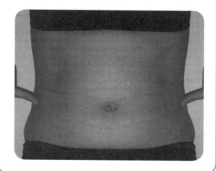

（三）下肢辅助手法

01 血海

位置：髌底内侧端上方2寸处。

手法操作：用拇指垂直点按在穴位上，横向拨揉穴位。

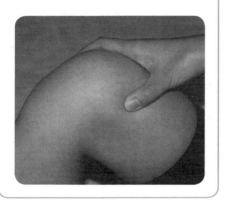

02 阴陵泉

位置：胫骨内侧髁后下方凹陷处。

手法操作：用拇指垂直点按在穴位上，沿胫骨方向上下拨揉穴位。

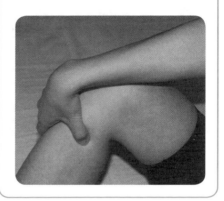

03 地机

位置：阴陵泉穴下3寸。

手法操作：用拇指垂直点按在穴位上，沿胫骨方向上下拨揉穴位。

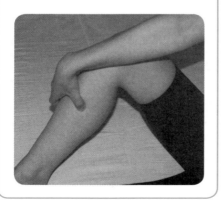

04 三阴交

位置：内踝尖上3寸，胫骨内侧面后缘。

手法操作：用拇指垂直点按在穴位上，沿胫骨方向上下拨揉穴位。

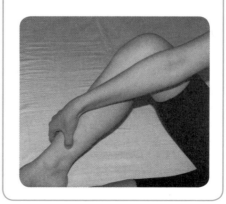

05 太冲

位置：足背第 1、2 跖骨结合部之前凹陷中，或指压有动脉搏动。

手法操作：用食指垂直点按穴位，以酸胀为度。

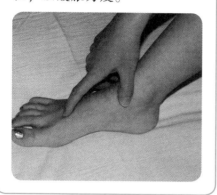

06 足三里

位置：外侧胫骨平台缘下 3 寸，胫骨前嵴外一横指。

手法操作：用拇指垂直点按在穴位上，沿胫骨方向上下揉拨穴位；肌肉丰厚者，用半握拳叩击穴位。

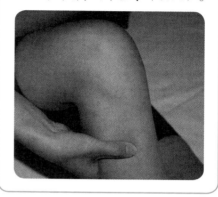

（四）善后手法

1.行下肢推按放松手法，最后揉擦涌泉穴数次。

2.行上肢肌肉放松手法，最后揉擦劳宫穴数次。

3.点掐或捻揉十指井穴，激发经气，促进末梢血液循环。

（五）背部闺蜜助帮法

从大椎穴水平段至臀部沿膀胱经及督脉要做拨、摩、啄、捏、拍法各 3 遍，在肝俞、胆俞、脾俞、胃俞可多做几遍，重点按擦八髎穴及腰骶部。

三、其他调理方法及注意事项

1. 血瘀型可以口服生化颗粒；血虚型可以口服益气养血颗粒等中成药。

2. 可艾灸关元穴和归来穴。

3.食疗：生姜 5 克，当归 10 克，羊肉 100 克，放入葱段和黄酒适量，共熬汤食用。忌食生冷寒凉的食品。

4. 注意保暖，避免感受风寒外邪。

子宫脱垂

子宫从正常位置沿阴道下降，宫颈外口达坐骨棘水平以下，甚至子宫全部脱出于阴道口以外，称为子宫脱垂。子宫脱垂常合并有阴道前壁和后壁膨出。

一、病因病机

1. 气虚　临盆过早、难产、产程过长，以及临产用力太过，或产后劳动过早，或持续地用一种体位劳动，或长期咳嗽等，以致脾虚气弱，中气下陷，不能提摄。

2. 肾虚　素体虚弱，房劳多产，以致胞络损伤，子宫虚冷，摄纳无力，亦令下脱。

二、腹部按摩调理方法

（一）腹部操作

01 直推三经五线各 9 次

位置：足阳明胃经、足太阴脾经、任脉三条经五条线。

手法操作：用全手掌或双手拇指从鸠尾或胸胁沿任脉、足阳明胃经、足太阴脾经单方向直线推动至阴毛际处。推动时手指在前，掌根在后，力度应轻而不浮、重而不滞。

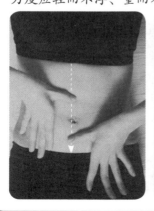 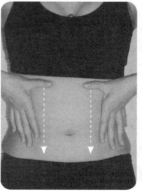 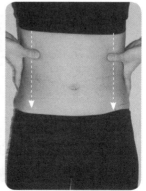

02 摩腹

（1）以脐部为中心，用左手或右手的劳宫穴对准脐部，或单手或双手叠加逆时针按揉 36 次，再顺时针按揉 18 次。

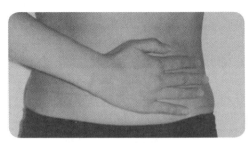

（2）单手或双手叠加沿着升结肠、横结肠、降结肠、乙状结肠、耻骨联合、升结肠，做顺时针摩法 36 次，腹泻者则逆时针。

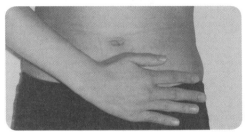

03 分推两胁各 9 次

位置：胸部正中线剑突部沿肋弓至腹部两侧。
手法操作：用双手手掌自胸部正中线沿肋弓向两侧分推 9 次。

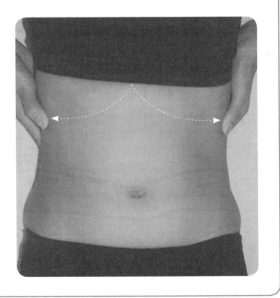

（二）腹部点穴

01 水分

位置：脐上 1 寸。

手法操作：双手中指指腹叠加点按穴位，调匀呼吸，呼气时用力向下按，吸气时持力不再用力。如此操作 7 息而止。

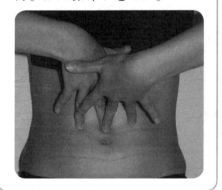

02 肓俞

位置：脐旁 0.5 寸。

手法操作：双手中指指腹分别点按左侧和右侧的肓俞穴，呼气时用力向下按，吸气时则持力不再用力。如此操作 7 息而止。

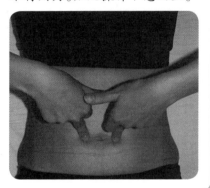

03 天枢

位置：脐中旁开 2 寸。

手法操作：双手中指指腹分别点按右侧和左侧天枢穴，呼气时用力向下按，吸气时则持力不再用力。如此操作 7 息而止。

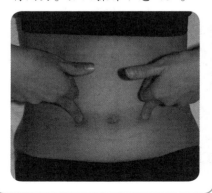

04 气海

位置：脐下 1.5 寸。

手法操作：双手中指指腹叠加点按气海穴，呼气时用力向下按，吸气时则持力不再用力。如此操作 7 息而止。

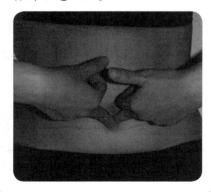

05 中脘

位置：脐上 4 寸。

手法操作：双手中指指腹叠加点按中脘穴，调匀呼吸，呼气时用力向下按，吸气时持力不再用力。如此操作 7 息而止。

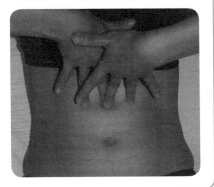

06 归来

位置：脐中下 4 寸，距前正中线 2 寸。

手法操作：双手中指指腹分别点按右侧和左侧的归来穴，呼气时用力向下按，吸气时则持力不再用力。如此操作 7 息而止。

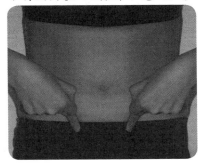

07 关元

位置：脐正中下 3 寸。

手法操作：双手中指指腹叠加点按关元穴，呼气时用力向下按，吸气时则持力不再用力。如此操作 7 息而止。

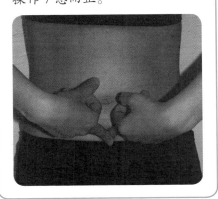

08 曲骨

位置：脐中下 5 寸，耻骨联合上缘毛际处。

手法操作：双手中指指腹叠加点按曲骨穴，呼气时用力向下按，吸气时则持力不再用力。如此操作 7 息而止。

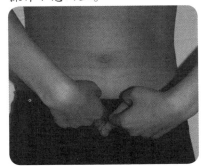

09 带脉

位置：第 11 肋游离端下方垂线与脐水平线的交点上。

手法操作：双手中指指腹分别点按右侧和左侧带脉穴，呼气时用力向下按，吸气时则持力不再用力。如此操作 7 息而止。

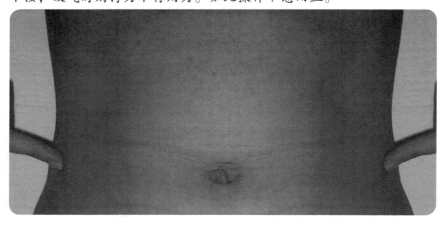

（三）下肢辅助手法

01 血海

位置：髌底内侧端上方 2 寸处。

手法操作：用拇指垂直点按在穴位上，横向拨揉穴位。

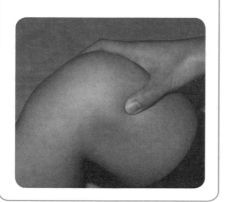

02 阴陵泉

位置：胫骨内侧髁后下方凹陷处。

手法操作：用拇指垂直点按在穴位上，沿胫骨方向上下拨揉穴位。

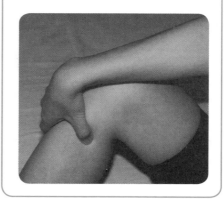

03 地机

位置：阴陵泉穴下3寸。

手法操作：用拇指垂直点按在穴位上，沿胫骨方向上下拨揉穴位。

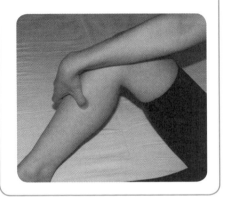

04 三阴交

位置：内踝尖上3寸，胫骨内侧面后缘。

手法操作：用拇指垂直点按在穴位上，沿胫骨方向上下拨揉穴位。

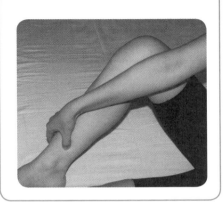

05 足三里

位置：外侧胫骨平台缘下3寸，胫骨前嵴外一横指。

手法操作：用拇指垂直点按在穴位上，沿胫骨方向上下揉拨穴位；肌肉丰厚者，用半握拳叩击穴位。

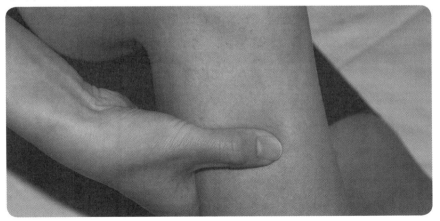

提醒：如若症状减缓不多，可重复以上操作2～3遍。

（四）善后手法

1. 行下肢推按放松手法，最后揉擦涌泉穴数次。

2. 行上肢肌肉放松手法，最后揉擦劳宫穴数次。

3. 点掐或捻揉十指井穴，激发经气，促进末梢血液循环。

（五）背部闺蜜助帮法

从大椎穴水平段至臀部沿膀胱经及督脉要做拨、摩、啄、捏、拍法各 3 遍，在脾俞、胃俞、三焦俞、肾俞可多做几遍，重点按擦八髎穴及腰骶部。

三、其他调理方法

1. 气虚可口服补中益气丸。

2. 食疗：山药 30 克，芡实 30 克，莲子 30 克，红枣 6 枚，粳米 100 克。把山药、芡实、莲子洗净，红枣掰开去核，加水同粳米共煮粥食用。

3. 更年期及老年期妇女，应注意劳逸结合，避免过度疲劳。

4. 保持心情舒畅，减少精神负担，排除紧张、焦虑、恐惧的心情。

5. 避免重体力劳动。

6. 注意营养，适当进行身体锻炼，坚持做提肛运动，以防过度松弛或过早衰退。

7. 积极防治老年慢性支气管炎和习惯性便秘。